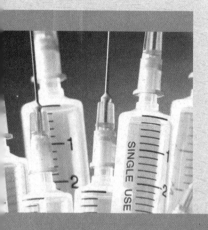

GONGLI YIYUAN SHIYI GUIMO JI
CAIZHENG BAOZHANG JIZHI YANJIU

公立医院适宜规模及财政保障机制研究

刘飞跃／著

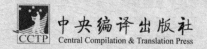

中央编译出版社
CCTP　Central Compilation & Translation Press

图书在版编目（CIP）数据

公立医院适宜规模及财政保障机制研究／刘
飞跃著. — 北京：中央编译出版社，2014.10
ISBN 978-7-5117-2258-4

Ⅰ.①公… Ⅱ.①刘… Ⅲ.①医院－规模－研究－湖
南省②医院－财政管理体制－研究－湖南省 Ⅳ.
①R197.32

中国版本图书馆 CIP 数据核字（2014）第 174084 号

公立医院适宜规模及财政保障机制研究

出 版 人：	刘明清
出版统筹：	董　巍
责任编辑：	王　文　曲建文
责任印制：	尹　珺
出版发行：	中央编译出版社
地　　址：	北京市西城区车公庄大街乙 5 号鸿儒大厦 B 座（100044）
电　　话：	（010）52612345（总编室）　　（010）52612363（编辑室）
	（010）52612316（发行部）　　（010）52612315（网络销售）
	（010）52612346（馆配部）　　（010）66509618（读者服务部）
传　　真：	（010）66515838
经　　销：	全国新华书店
印　　刷：	三河市天润建兴印务有限公司
开　　本：	710 毫米×1000 毫米　1/16
字　　数：	230 千字
印　　张：	14.5
版　　次：	2014 年 10 月第 1 版第 1 次印刷
定　　价：	45.00 元

网　　址：	www.cctphome.com	邮　　箱：	cctp@cctphome.com
新浪微博：	@中央编译出版社	微　　信：	中央编译出版社（ID：cctphome）
淘宝店辅：	中央编译出版社直销店（http://shop108367160.taobao.com）		

本社常年法律顾问：北京市吴栾赵阎律师事务所律师　闫军　梁勤
凡有印装质量问题，本社负责调换。电话：010－66509618

内容摘要

研究背景与目的

健康权是每个公民的基本权利，提供基本的医疗卫生服务、保障公民的健康权是政府不可推卸的责任或义务。我国建国后建立的医院服务系统，在保障人人享有基本医疗卫生服务上比一些发展中国家的医院服务系统更为完善、具体和有效，但是，相较于西欧发达国家医院服务系统的医院服务效率而言，却仍有较大的差距。本研究以湖南地区政府举办的医院为研究对象，通过对政府办医院的目的、目标、数量、结构与网点布局、成本与社会效果等方面的研究，明确政府办医院的社会功能定位，预测未来5年湖南省政府办公立医院的数量和规模，对湖南未来5年公立医院的发展结构及服务网点地区布局提出按需求、病种的动态变化进行规划的政策性建议。以此为基础，提出政府对医院财政投入的新理念，测算湖南省政府在未来5年内对医院的财政投入水平，并对建立相对完善的医院财政补偿机制提出政策建议，以期为湖南省区域医疗卫生规划制定提供可靠的参考依据。

研究方法

通过对历史文献的研读与总结，构建一个新的研究框架；根据影响当前公立医院社会功能实现因素外部因素分析，重新分类分级定位公立医院的社会功能；设计《湖南省二级以上公立医院信息采集表》，抽样调查35家二级以上公立医院，获取各医院运营的基本数据信息在 Excel 上建立原始数据库；应用二次指数平滑模型和单序列一阶灰色动态模型 GM（1，1）预测湖南省域内居民的医疗服务需求量；借助文献选优法和专家咨询法确定湖南省

1

二级以上公立医院相对效率评价的数据包络分析（DEA）评价指标，同时利用 DEA 中的 CCR 模型和 BCC 模型评价样本医院的相对效率，并根据评价结果的排序情况确定湖南省各类各级公立医院的适宜规模值；综合应用二次指数平滑模型和 DEA 中 CCR 模型和 BCC 模型，预测 2013 年湖南省公立医院财政补偿水平。

研究内容及研究结果

1. 公立医院适宜规模及财政补偿机制的理论与现实基础

首先，对涉及本研究的几个基本概念进行了探讨，如对公立医院的内涵与外延进行了重构。从公共管理学的角度，重新审视了公立医院之"公立"的内涵与外延，认为公立医院之"公立"的侧重点应落在公众利益或共同利益的实现上，而不应过多纠缠于举办公立医院的主体上，无论医院的举办主体是谁，凡是围绕公众利益而设立的非营利性医院，均可称之为公立医院。换言之，公立医院是指不同社会主体举办、并为社会公众利益服务而设立和运营的非营利性医疗服务机构。该概念突破了公立医院的传统定义，使其内涵和外延得以扩展；对医院适宜规模度的释义，则不仅考虑单体医院在纵横两向上的适宜度分析，而且从区域医疗卫生服务规划的层面出发，探讨公立医院在纵横两向上的适宜度。同时，在公立医院适宜规模的基础上，扩大了公立医院财政资金补偿的内容，如对医院财政补偿不仅仅限于对医院的直接投入，还应该包括其政策性收益。

第二，对政府办医院的理论依据进行了梳理，并在分析当前政府办医院的现实困境基础上，确定了政府办医院的责任边界。政府办医院的主要理论依据有三：一是基于保障国民生命健康权的社会契约理论；二是基于满足国民对基本医疗服务产品需求的公共产品理论；三是基于国家积累发展资本需要的人力资本理论。尽管政府办医院是其职责之所在，但当前我国政府办医院在发展过程中面临着四大问题：一是政府办医院的社会功能定位不明，医院的公益性本质流失严重；二是政府办医院的财政投入过少和融资渠道过窄，医院实现公益性本质功能的运转资金短缺；三是政府办医院在市场经济还不完善的前提下的过度市场化所导致的医院聚集化、逐利化倾向，使医院服务的可及性和公平性比较差；四是政府在办医院过程中既做运动员又做裁判员的行为，使医院缺乏有效监管。因此，政府办医院的责任边界应当包括：定位公立医院社会功能、引领社会资本入驻公立医院、确定公立医院发展适宜规模和网点布局，加强公立医院监管体系建设。

第三，对公立医院规模设置的理论进行了较为系统的阐述。公立医院规模设置分为两个层面：一是纵向规模，二是横向规模。纵向规模设置的主要理论依据是交易成本理论；横向规模设置的主要理论依据则是规模经济与范围经济理论。

第四，对公立医院财政补偿机制建构的理论与现实依据进行了描述。医疗服务产品的属性表明，在市场经济条件下，只有政府利用其强大财政资源才有可能满足人们对纯公共医疗服务产品的需求，准公共医疗服务产品则可以采用多种模式来提供，既可以是政府完全提供，亦可以由市场完全提供，更可以是政府和市场共同提供。但需要注意的是，无论是政府提供还是市场提供，两者均存在失效的可能。现实证明，我国政府对医院的财政补偿方式、水平、机制等存在较大问题，迫使政府对医院系统进行全方位改革。

2. 公立医院社会功能定位研究

公立医院存在的价值在于其社会功能。公立医院的社会功能是指公立医院所具有的医疗服务供给能力和市场调节能力在满足社会及其成员对公益性医疗卫生服务需求方面所产生的积极作用与结果。换言之，即生产和提供公益性医疗服务产品是公立医院应承担的社会功能或应履行的社会责任之一。针对公立医院社会功能即公立医院履行社会责任之学说，国内一些学者从公立医院服务的公益性本质和服务功能层面出发，在整体上把公立医院的社会功能定位为四功能或五功能。然而，问题的关键是，对于公立医院社会功能的实现，并不是只要从整体上定位就能解决好的。因为各公立医院的构成物及组合方式不同，所显示的特性及所承负的社会功能必然存在差异，所以，本研究在坚持公立医院总体社会功能的前提下，根据我国有关新医改的文件精神，结合各类各级医院的实际供给能力和公众的医疗服务实际需求，对我国公立医院的社会功能按类别、分等级进行了重构。如一级综合医院主要承担普通人群的诊治和防治，二级医院由承接高危人群的诊治和防治，三级医院则主要承接特殊人群的诊治。

3. 湖南省公立医院发展的适宜规模分析

湖南作为我国一个以农业为主的中部大省,近年来的经济发展水平(地区生产总值)和年末人口总数不仅始终处于中部六省的前列,同时,域内居民的医疗服务需求亦同样处于中部六省的前列和全国的前列,因此,以湖南为个案研究我国政府办医院的适宜规模及其财政补偿机制具有一定代表性。面对域内居民巨大的医疗服务需求,湖南省政府及市、县级地方政府,该如何回应才能有效缓解公立医院公益性医疗服务产品供给与居民对基本医疗服务需求矛盾?管理学理论认为,解决医疗服务供需矛盾的有效行动很多,其中扩大或缩减医院生产规模被认为是市场经济条件下最有效的行动之一。为此,本部分对湖南省公立医院的规模效率及未来五年应达到的规模值进行了预测。研究结果表明,2010年至2015年,湖南省公立医院的总量增长空间达92%,按年均增长量计,约为15%。其中,三级综合医院还可以增加53家左右;公立医院所需注册护士总人数约为9 7591人;注册医师总量约为50 580人—55 179人;药师、技师及其他技术人员的实际需求量分别为16 296人、18 332人和16 296人;非营利性医院(这里主要指公立医院)床位规模总量将达338 869张。

为证明公立医院的上述增长空间及单体医院规模的适宜度,本研究以抽样调查的方式对湖南省28家公立医院的相对效应进行了数据包络分析(DEA),结果表明,19家综合医院(包括中医医院)中7家医院的DEA得分无效或低效,占综合医院的36.8%;9家专科医院中6家医院的综合效率、纯技术效率和规模效率值均为1,占专科医院的66.7%,2家医院规模报酬呈递增状态,1家医院的规模报酬呈递减状态。通过对DEA得分无效或低效医院的投入冗余分析,医院的各类投入(人、财、物)均有不同程度的扩张要求。与此同时,本研究根据不同类别、不同等级公立医院的规模效率值预测出了未来5年综合性医院和专科性医院的适宜规模值范畴,其中综合性三级医院的床位规模应控制在1200张床位以下,二级综合性公立医院的适宜规模值范畴应介于300—500张床位之间,低于300和高于500均可能失效。

为验证上述推算结果的可信度,本研究又利用数据处理系统软件(Data Processing System,DPS)对我国公立医院改革试点地区株洲市4家县属医院（二级医院）2013年至2017年居民医疗服务需求总量（即4县属医院的病源量）进行了预测。预测结果表明，株洲市4县居民医疗服务需求总量以及医院规模发展的适宜度与前文对湖南省居民医疗服务需求总量和湖南医院规模发展适宜度的预估结果基本吻合。2013年至2017年株洲4县属医院的病人总量将分别达到4 479 756人、510 716人、582 331人、664 058人和757 312人。

4. 新医改背景下公立医院的财政补偿研究

一般认为，当前我国公益性医疗服务供需矛盾产生的重要原因在于政府对公立医院的财政投入不足和不合理的"以药养医"补偿机制。而这种不合理机制的产生，主要在于理念有误。因为理念是行为的先导。改革开放初期，国家对公立医院的财政投入理念是"效率优先，兼顾公平"（注，此时"公平"等同于"平等"），然而，在这种理念主导下的医院财政补偿行为却并没有有效缓解国民的求医看病难题，反而人为地为我国公立医院的可持续发展和公立医院医疗服务的可及性与公平性最大化目标实现造成了诸多阻力。通过对公平、平等及其与效率关系的哲学剖析（公平与效率在哲学上要求且在现实中可以达成高度统一，而平等与效率在哲学要求达到高度统一，但由于在现实中的主客观间巨大鸿沟而只能是一种道德理想），结合建国以来我国政府对公立医院的"效率优先，兼顾公平"财政投入理念之分析，提出了新时期的医院财政投入新理念——公平优先，兼顾平等。

在"公平优先，兼顾平等"医院财政投入理念的支撑下，本研究对湖南省14个地区的572家综合性公立医院的财政投入情况进行了抽样调查；利用时间序列分析法和DEA数据包络法中基于松弛的超效率评价模型（Slacks—Based Measure of Super—efficiency，Super—SBM），根据公立医院社会功能的定位和当前国家对公立医院财政补偿项目内容，以医院的医疗服务量——门急诊和住院量作为因变量，以生产和提供公益性医疗服务产品的支出量（即所谓的政策性支出）作为自变量，推算出了湖南省公立医院财政的所谓政策性亏损补偿额，再加上离退休人员费用和医院基本建设和大型设备购置投入、重点学科建设投入、医院承担的公共卫生任务补助以及政府指定的紧急救治、援外、支农、支边等投入费用等，计算出了湖南省2013年公立医院财政补偿的总值将有可能突破100亿元。

结论

1. 政府办公立医院是其职责所在，确定政府责任边界是提高政府办医院效益的关键；

2. 公立医院存在的价值在于其社会功能，对公立医院社会功能进行分类分级定位是保持公立医院公益性本质的要件之一；

3. 未来5年湖南省三级公立医院规模应控制在1200张床位左右，二级公立医院的规模应控制在300—500张床位左右；

4. "公平优先，兼顾平等"理念应作为新时期湖南省公立医院财政投入的新理念；

5. 2013年湖南省公立医院财政补偿总额将突破100亿元，政府应加强对公立医院的财政投入力度。

Abstract

Background and Purpose

Right to health is the fundamental right of every citizen. Providing basic medical and health services and guaranteeing the right to health is the inescapable responsibilities and obligations of government. The hospital service system that built after the founding of the nation, comparing to some developing countries, is more thorough, specific and effective in terms of guaranteeing every citizen to enjoy basic medical and health services. But it still have greater disparity with the efficiency of hospital service system of the western countries. The object of study would be the hospitals which conducted by Hunan government in this paper. By studying the aim, quantity, construction and network layout, cost and social effects of the hospitals managed by government, I will clarify the social functions of the action, predict the quantity and scale of the hospitals which will be establishing by Hunan government in the future five years as well as putting forward policy hospitals in the next five years in Hunan area according to the requirements and the dynamic changes of the disease. Based on it, I put forward the new idea of government financial input to the hospital, estimating the level of financial input to the government of Hunan province to the hospital in the next five years and making policy Suggestions about establishing relatively perfect hospital finance compensation. and providing reliable reference frame for regional health plan in Hunan province.

Methods

Through the study and summary of the historical documents, this research build a new research framework; According to the factors affecting the current social function implementation of public hospital, we reclassified classification positioning of the social function of public hospitals; we designed of the public hospital information collection form, and made a sample survey of more than 35 secondary public hospitals to get the basic data of operating information in Excel to create original database; Using the quadratic exponential smoothing model and single sequence first—order grey dynamic model GM (1, 1) forecast residents demand for medical services; Using literature and expert consultation method to determine data envelopment analysis (DEA) evaluation index of public hospitalsinHunan Province, at the same time using DEA CCR model and BCC model of relative efficiency evaluation sample hospitals, and the sort of situation according to the results of the evaluation to determine the proper size value of various types of public hospitals at all levels in Hunan Province; Using quadratic exponential smoothing model and DEA CCR model and BCC model to predict public hospital financial compensation level of Hunan Province in 2013.

Contents and Results

1. The theoretical and practical foundation of the suitable scale and financial indemnity mechanism of the public hospital

First, I discussed some basic concepts related to this research, such as reinterpreting the connotation and extension of public hospital. From the perspective of public administration, I reexamine the connotation and extension of 'public' in the 'public hospital', believing that the emphasis of 'public' in the 'public hospital' should rest on the achievement of public interest or common interest instead of struggling too much on the subject of public hospital. No matter who conduct the public hospitals, any non—profit hospital aiming at public interest can be called as public hospital. In other words, public hospitals are those non—profit health care organizations held by different social subject, aiming at serving social public interest. Such a definition has broken through the traditional conception of public hospital, expanding its connotation and extension. The interpretation of the appropriate scale of hospital, not only considering the analysis of suitability degree on monomer hospital vertically and horizontally, but also discussing the suitability degree of public hospital vertically and horizontally on the basis of regional health service planning. At the same time, based on the appropriate scale of public hospital, public hospital added the content of financial compensation. For an instance, the financial compensation to hospitals should include not only direct input, but also policybenefits.

Second, theoretical basis for government to establish hospitals are teased out and the boundary of social responsibility of it are confirmed on the basis of the analysis of practical difficulties. There are three theoretical basis for government to establish hospitals: firstly, social contract theory which based on guaranteeing the rights of life and health of citizens; secondly, the public goods theory which based on the basic requirement on health care products for citizens; thirdly, the human capital theory which based on the demand of capital accumulation for national development. Although it is the responsibility for government to establish hospital, there are four problems faced when our government are trying to do its job: the first problem would be the ambiguity of the social functions for government operating hospitals, which directly result in that the public welfare nature go away; the second problem is that too little financial investment and financing channels caused that the operation for hospital realizing its public welfare nature lacks enough funds; and the third challenge is that excessive mercerization lead to the tendency of clustering and chasing interests under the circumstances of the inadequate development of market economy; the last problem is that government plays two roles at the same time — athlete and judge, which makes the hospitals lack of effective supervision. There for, the boundary of responsibilities for government establishing hospitals should include: locating the social functions of public hospitals, channeling social capital into public hospitals, confirming the suitable scale and the network layout of public hospitals, and reinforcing the construction of supervision system of public hospitals.

Third, systematically elaborate the theory of the scale of public hospital. the scale of public hospital is divided into two aspects, lengthways scale and the horizontal scale. The main theoretical basis of setting the lengthways scale is transaction costs theory, while the horizontal scale setting basis is scale economy and scope economy theory.

The last but not the least, describe the theoretical and practical basis of the construction of public hospitalfinancial compensation mechanism. The property of health care products show that under the circumstance of market economy, only government using its strong financial resources can satisfy the need of people for pure public health service products. The products could be offered by different subjects, entirely by government, totally by market, even both. But what is worth noticing is that no matter offered by government or by market, both exist the possibility of invalidity. The reality proved that there exist serious problems about the pattern, level and mechanism of financial compensation that our government provide to hospitals, which force the government undertake comprehensive reform to hospital system.

2. The Social Functional Orientation of Public Hospital

The existence value of public hospital lies in its social function that their own ability of supplying medical services and market regulation can have positive effects through meeting people's needs of medical treatment and health services. In other words, one of the functions of public hospital is manufacturing and supplying public medical treatment and health services. On the social function of public hospital, the public hospital's social function has been divided into four or five parts by some domestic scholars from the perspective of its public nature and service function. However, the main problem is that the realization of its social function doesn't depend on its overall positioning. Since different public hospital has different structure and composition, thus, they have shown different features and functions. Under the premise of upholding the overall function of public hospital, according to the sprint of our national health care reform, combined withdifferent kinds and levels of public hospital'sactualsupply capacityandpeople's actual needs ofpublichealth services, this study reconstructs public hospital's function by category and level. For instance, the first — class hospital is mainly responsible for the diagnosis, treatment and prevention of general population; the second—class hospital is responsible for High—risk groups' diagnosis and treatment; the third — class hospital is responsible for special populations' treatment.

3. Analyses on the Appropriate Development Scale of Public Hospital in Hunan Province

HunanProvince, as a predominantly agricultural province in central china, not only its Level of economic development (GDP) and total population are Always in the forefront of the six central provinces but its residents' demand for medical services is equally at the forefront of the six central provinces and even the whole country. Therefore, TakingHunanProvince as an exampleto studythe suitability of the scale of government—run hospitals and their financial compensation mechanism is representative. In face of its people's huge demand for medical services, how should governments at all levels of Hunan Province do to ease the contradiction between people's demand for medical services and public hospital 's supply? From the view of management, there are lots of effective solutions to solve this contradiction and to expand or reduce the production of hospital is considered to be one of the most effective actions under the condition of market economy. Thus, this section makesa prediction on public hospitals in HunanProvince on its scale efficiency and the scalewhich the next five years they should reach. The study shows that the growth of total number of public hospital in Hunan-Province is going to be up to 92% from 2010 to 2015. That is to say, the average annual growth is about 15%. Among them, the number of third—class hospital can still be increased about 53; the total required number of registered nurses of public hospital is approximately 97, 591; the registered physician number is about 50, 582—55, 179; the actual demand for pharmacists, technicians and other technical staff is about 16, 296、16, 296、18332. 40; thetotal number of beds of nonprofit hospitals (here mainly refers to the public hospital) will reach 338, 869.

In order to prove the above growth of public hospital and The suitability of a single hospital size, this research uses sample survey on 28public hospitalsin Hunan Province of their relativeeffectswith dataenvelopment analysis (DEA). We find that among all the 19 general hospitals (TCM hospitals included), 7 hospitals' DEA is ineffective or inefficient, accounting for 36. 8%; of all 9 specialty hospitals, 6 hospitals only get 1 in their overall efficiency, pure technical efficiency and scale efficiency values, accounting for 66. 7%; 2 hospitals' returns to scale is increasing and the remaining 1 hospital's return to scale is decreasing. Through the input redundancy analysis on all these DEA ineffective and inefficient hospitals, we find thatdemand for various input (human, finance, material) of the hospital is expanded in varying degrees. Meanwhile, according to the scale efficiency value of hospitals of different classes and levels, we predict the appropriate numerical range of scale efficiency value of general hospitals and specialist hospitals in areas suitable scale value in the next five years; the beds number of comprehensive tertiary hospital should be controlled below 1200; the appropriate beds number of comprehensive second—class hospital should be controlled at the range of 300 to 500 and it may not be able to work if the number is More than 500 or less than 300.

In order to verify the reliability of the results, this study also predicts the residents' total demand for medical services (the patient amount of the 4 county hospitals) of 4 county hospitals (the second — class hospital) in Zhuzhou city, a reform pilot point, from 2013 to 2017by use ofthe data processing system (DPS). The prediction shows that the 4 counties' total demand for medical services and the suitability of hospital scale development in HunanProvinceare generally consistent with the previous forecast. From 2013 to 2017, the total patient number of the 4 county hospitals will be 479, 756、510、716、582、331、664、058 and 757、312.

4. Researches on Financial Compensation of Public Hospitals under the Context of the New Medical Reform

Generally, lack of financial investment in public hospitals and unreasonable "drug — maintaining — medicine" compensation mechanism are considered to be important reasons of the contradiction between medical services and supply. This unreasonable system can be traced back to wrong understanding. At the beginning of reform and opening up, our country' s concept of financial investment in public hospital is "efficiency is priority and the justice should also be taken into consideration" (at this time, justice equals equality), however, the contradiction between service and supply have not been solved even under the guidance of this concept. There is still a lot of difficulty in satisfying Chinese medical demands and hinderthe sustainable developmentof public hospitaland achievement of fair medical care. Through the philosophy analysis on the relationship among fairness、equality and efficiency (equity and efficiency are required to and able to achieve the high degree of unity in philosophy, while, if we try to achieve the high unity of fairness and efficiency in philosophy, we will realize that it' s only our moral ideal. Sincethere is a hugegapbetweensubjective and objective in reality), combined with the analysis on our government' s financial investment concept of "Efficiency is priority and the justice should also be taken into consideration" in public hospital, this study comes up with a new concept of financial investment in public hospital: justice is priority and the fairness should also be taken into consideration.

Under the guidance of the above concept, this research makes a sample survey of financial investment of 572 comprehensive public hospitals of Hunan Province; with the help of time seriesanalysis andDEAsuper—efficiency slack—based evaluation model and according to the positioning of the social function of public hospitals and the current country's project of financial compensation to public hospital, takingthe amount of medical services in hospital, namely, the volume of Outpatient, emergency and hospital, as the dependent variable and taking the expense of manufacturing and providing public medical service goods (The so—called Policy expenditure) as the independent variable, this essay estimates the compensation amount of the so —called policy loss of public medical hospital in Hunan Province. Besides, take the retirees fees and expense on hospital infrastructure and large—scale investment in equipment purchase and input in the construction of key disciplines、the public health grants which hospitals undertake、the fee onEmergency treatment, foreign aid, agriculture aid and frontier aid , etc which government prescribed, this essay calculates that the total amount of financial compensation in public hospitals of Hunan Province in 2013 will likely reach 10 billion Yuan.

Conclusions

1. Holding public hospital is government's responsibilities, and to fix on the periphery of government's accountability is of vital importance to improve benefit of government held hospitals.

2. The value of public hospital exists in its social function, and classifying of public hospitals' social function is one of the important elements to keep up public hospitals' public benefit.

3. In the next five years, the suitable scale of tertiary public hospital in Hunan Province should be controlled about at 1200 beds, which is 300—500 beds concerning with secondary public hospital.

4. The concept of justice is priority and the fairness should be the new guidance of financial investment in public hospital of Hunan Province.

5. The total amount of financial compensation in public hospitals of Hunan Province in 2013 will likely reach 10 billion Yuan, so the local government should strengthen financial investment to public hospital.

目 录

第一章 绪 论

一、问题的提出

无论人类社会处于历史发展的哪一个时期或阶段，人们不得不承认一个客观事实——健康人力是推动人类社会发展进程的原动力。这种原动力不仅对其所属国家或地区的社会发展进程起决定性作用，同时，对整个人类社会的发展进程亦起同样作用。因此，自工业革命以来，人类健康问题不仅仅只是为人类个体所关注，而且为个体所依附的国家或地区的政府所重视，同时，政府还把实现和维护域内人们的健康作为其主要职责之一，并通过建立和完善公共医疗卫生服务体系来为人们提供各种公共医疗卫生服务产品。政府之所如此行为，主要在于人们成立政府并把部分权力让渡于政府的愿景——政府能"维护和保障人们的生命、财产安全"①。其中，人们对"生命安全"的愿景，现代社会已大大延伸了早期社会人们的单一诉求——抵御外力（人为的和自然的）对生命构成的威胁，它还包含了人们因自身心理与肌体机能变异或损伤等造成的生命质量下降。因此，"健康权是每个公民的基本权利，保障人人享有基本的医疗卫生服务是政府不可推卸的责任或义务"的理念，随着人类社会的发展而逐步为世人所推崇。在当代社会，该理念已作为世界各国政府治世的重要理念、并把其贯穿于其整个治世行为之中，以期获得所属民众的认同和力促社会的和谐稳定与繁荣发展。

---

① ［英］洛克著：《政府论》瞿菊农，叶启芳译，北京：商务印书馆．1982：5—7

　　但是，好的理念并不意味着其在社会实践中所产生的效应一定是正效应，如果没有正确的方式、方法去指导其行为，那么就有可能产生负效应。为保障每个公民都能享受到平等、公平的医疗卫生产品或服务，体现其履责能力和巩固其合法性根基，学界和实践界均认为，政府办公立医院不可或缺。所谓政府办公立医院，是指政府为实现特定目标而举办的、以体现公益性为宗旨的非营利性医院，它是确保医疗卫生服务的可及与公平、增强国民健康的公共政策和制度安排。纵观当前世界各国的医疗卫生服务体系，尽管几乎所有国家均存在政府办公立医院这一分支体系，但各国政府在如何办公立医院的行为表现上却存较大差异。如在政府办公立医院的总量规模上，美国、加拿大、德国、法国和瑞士五国的国家公立医院（即政府办的医院）占各国医院总量的比例分别为 10％、43％、42％、65％和 42％；在公立医院的筹资上，虽然所有国家的政府都承担着医院支出的主要责任（如加拿大、法国、德国和英国等国家的国立医院的运作资金，有 90％来自于政府的财政预算和每一年度的政府补贴），但在政府支出方面（即政府为各医院提供的财政补偿机制方面），各级政府之间的投入如何分担却不尽相同。在财政单一制国家，医院支出的责任几乎全部由中央政府承担（如英国、法国、新加坡等）；在财政联邦制国家，医院支出职责大多集中在地方层级，其支出由中央（或联邦）政府通过转移支付的方式对地方给予大量补贴（如加拿大、澳大利亚、丹麦等）。尽管如此，但随着社会经济的发展和人们生活质量水平的提高，以及人类疾病谱的变化等，几乎世界各国的医疗服务体系均难以满足人们日益增长的医疗服务需求，人们对健康公平的诉求之路，亦似乎变得更为遥远。基于此，对国家公立医院着手改革就成为当今世界医疗卫生服务体系改革领域的热点问题。

　　在我国，政府办公立医院的发展可以划分为二个时期，即计划经济时期和社会经济转型时期。计划经济时期，政府举办的公立医院服务网络不仅遍布全国各地，而且对公立医院实行"差额补贴，承担亏损"的财政政策。该时期，政府举办的公立医院不仅体现了其公益性本质，而且为我国社会秩序的稳定和社会经济的发展，以及为政府稳固合法性根基做出了重要贡献。但是，随着我国社会主义市场经济体制的建立和发展（即社会经济转型时期），政府包揽公立医院发展的短板——办院成本高，服务效率和服务质量低也逐渐呈现出来。为减轻政府财政负担，提高医院的服务质量和效率，我国政府于 1984 年至 2003 年开始对公立医院进行第一轮改革。[①] 在改革的前期和中期阶段，公立医院运行引入市场机制、政府对公立医院发展的政策变化——给政策不给钱和公立医院的规模变化——呈集聚趋势发展被公认为是该轮改革的三大亮点。但是，实践证明，政府对公立医院的政策变化，尤其是经济政策的变化，在一定程度上导致这些医院偏离了公益性本质，加大了通向健康公平之路的难度。如因政府对公立医院的财政补助比例逐年下降（从 20 世纪 80 年代的 80％降到 21 世纪初的 10％）和政府对不同地区不同规模医院的财政投入力度不同（政府财政投入城市医疗服务机构比例占整个医疗服务机构投入的 80％，而城市的 80％拨款又用于城市大医院），以及医院的规模经济效应等原因，促使一些公立医院在主观上树立了扩大医院规模并向大中城市发展的理念和采取一系列逐利化行为。其中，最为显现的是一些地区政府对公立医院实施的私有化改制，更加重了我国公立医院服务网络布局的不均衡。此外，政府制定的一些诸如"药品加成"、"检查按成本收费"和"项目收费"等经济政策或补偿机制，在客观上也滋长了公立医院的逐利倾向。2003 年 SARS 的暴发引发了人们对过去 20 余年医改的反思，"看病难、看病贵"和"因病致残、因病致死"问题就此成为公众和政府高度关注的热点。通过 3 年的反思，2006 年，国家正式启动新一轮的医改探索。

2009 年 1 月，中共中央国务院原则上通过了《2009－2011 年深化医药卫生体制改革实施方案》[②]，并于 2009 年 4 月正式颁布了《关于深化医药卫生体制改革的意见》，这两份文件为我国公立医院改革指明了方向——即要建立健全以公立医疗机构为主导的医疗服务体系。2009 年 9 月，财政部出台了《关于完善政府卫生投入政策的意见》（财社［2009］66 号）[③]，该文件对完善政府卫生投入政策起到了较好的指导作用，因为其不仅明确了政府卫生财政投入的范围和方式，合理划分了各级政府之间的卫生财政投入责任，

---

① 曹荣桂：《中国医院改革 30 年——历史进程、主要成就与面临的挑战》，《中国医院》2008，12 (9)：1－8

② 卫计委：《2009－2011 年深化医药卫生体制改革实施方案》，http://www.moh.gov.cn/tigs/2907/list.shtml

③ 财政部：《关于完善政府卫生投入政策的意见》，http://www.mof.gov.cn/zhengwux inxi/caizhengxinwen/200907/t20090705176293.html

而且重点强调了对政府卫生财政投入的监督与管理。2010 年 2 月和 2012 年 3 月，国务院又分别颁发了《关于公立医院改革试点的指导意见》（简称意见）和《"十二五"期间深经医药卫生体制改革规划即实施方案》（简称规划）。《意见》明确指出，要加强公立医院的规划和调控，合理确定各级各类公立医院的功能定位，明确各级各类公立医院的类别、数量、规模、布局、结构和大型医疗设备配置标准，健全公立医院的财政补偿机制，取消药品加成政策等；《规划》则提出公立医院必须坚持公益性质，进一步明确政府举办公立医院的目的和应履行的职责，突出县级公立医院改革位置和深化拓展城市公立医院改革。然而，上述带有纲领性质的政策性文件，并没有清楚地释义公立医院的功能应该怎样定位才具可行性，公立医院的建设规模应达到什么程度才具有规模效应，建设多少公立医院和如何布局这些医院才能使其的可及性达到最优，以及政府对公立医院应实行怎样的财政补偿机制才有利于公立医院实现其最大化的社会效益目标和经济效益目标，才能有效地吸纳社会资本进入医疗服务领域等问题，均没有形成可操作性的指导意见，因此，贯彻和落实上述政策还有待于进一步的调查与研究。

基于此，本研究选择以政府举办的公立医院为研究对象，通过对政府办医院的目的、目标、数量、结构与网点布局、成本与社会效果等方面的研究，明确政府办医院的社会功能定位，预测未来 5 年湖南省政府办公立医院的数量和规模，对湖南未来 5 年公立医院的发展结构及服务网点地区布局提出按需求、病种的动态变化进行规划的政策性建议。以此为基础，提出政府对医院财政投入的新理念，测算湖南省政府在未来 5 年内对医院的财政投入水平，并对建立相对完善的医院财政补偿机制提出政策建议，这对深化我国医药卫生体制改革，制定科学合理的区域卫生规划、挖掘公立医院服务的公益性潜能，缓解当前我国公共医疗服务产品供需矛盾、以及提高我国健康水平与促进卫生事业可持续发展等具有十分重要的意义。

二、研究目的

通过对公立医院规模及财政保障机制的系统研究，明确政府办医院功能定位，确定政府办医院的规模、数量、结构和布局，并在此基础上明确政府财政补偿水平，完善政府财政投入机制，切实保障政府办医院的定位和发展，以期为加快推进公立医院改革、吸纳社会资本进入医疗服务领域奠定基础，为公立医院改革政策的制定提供依据。

三、研究价值

众所周知，我国公立医院改革的一个难点在于对"公"和"立"的理解与把握，因此，迫切需要对"公"和"立"的内涵及其实现方式进行科学研究。以政府举办的医院（狭义上的公立医院）为切入点，重新定位我国公立医院的社会功能，确定其发展的适宜规模、数量、结构和布局，明确政府的财政投入水平和投入机制，这对突破我国公立医院改革难点，促进公立医院公益性回归和社会资本的进入，以及缓解我国当前公共医疗卫生服务产品供需矛盾等有着较大理论价值与实践价值。

（一）理论价值

第一，将政府办医院的适宜规模及财政保障机制作研究作为当前我国公立医院改革难点的突破口，这将使我们有望利用新理论来理解和把握公立医院改革之"公"与"立"的内涵与外延；

第二，对公立医院适宜规模及财政保障机制问题的现有研究大多是从某学科领域展开，本课题综合运用公共管理学、卫生经济学、社会医学、空间经济学等多学科研究成果和研究方法，强化多学科交叉和边缘学科研究方法的整合，这将有望会产生跨学科、综合性和系统化的创新成果；

第三，以医疗服务机构的床位和医疗服务技术为自变量，以其所在区域的人口密度、经济水平、交通设施状况等为因变量，在 DPS9.50 数据处理信息系统平台上测算公立医院的适宜规模值和确定政府的财政投入水平和投入机制，拓展了公立医院发展规模研究的视野和思路。

（二）实际运用价值

第一，以公立医院的社会功能范围确定公立医院的适宜规模，以公立医院的适宜规模确定政府的财政投入水平和行为的观点，有利于医院的活力提升和有助于医院公益性本质回归，同时，还能在一定程度上能吸引社会资本进驻公立医院，缓解政府在卫生财政上的支出压力；

第二，本研究所获得的研究结论，将能为决策当局制定科学、合理和公平的政策提供较为可靠的依据；

第三，本研究提出的理论框架和方法，将有益于后续研究的深入拓展。

四、国内外研究进展及评述

（一）国内外研究进展

国内外关于公立医院改革研究的历史尽管较为悠久，但是至今还没有找到一条既能有效化解国民求医看病难题，又能有效缓解政府财政支出压力的普适性道路，因此，有关公立医院改革问题的研究，至今乃至今后很长一段时间之内均是公共管理领域和医疗卫生服务领域探讨的重点。尽管政府办公立医院被认为是现代政府不可推卸的责任已为当前世人所共识，但政府应当如何履责才能让其不偏离公益性本质，才能最大可能满足人们对健康服务的需求和有效缓解政府因办公立医院而背上沉重的财政包袱等，却由于各国各地区的社会制度、经济发展情况和文化发展程度的不同，以及各地疾病谱的发展变化等不同而差异很大，因此，如何解决上述问题引起了全社会和学术界巨大的关注和广泛的讨论，由此积累起来的理论研究和实证研究资料十分丰富，集中体现在如下一些方面：

1. 关于公立医院社会责任边界及实现机制研究

公立医院的社会责任源自于企业的社会责任，一些研究者借鉴企业社会责任的研究成果，直接从伦理学、法学和经济学等角度探讨了公立医院的社会责任。其中界定公立医院社会责任边界的代表性论述有石光等（2002）的《中国经济转型时期公立医院社会功能评估的研究框架》[①]，他们认为，公立医院的社会责任包括向社会提供疾病预防和保健、医学科研和医学教育服务、以及向贫困人口提供免费或低收费的基本医疗服务；王小合（2006）在

---

① 石光，刘秀颖，李静：《中国经济转型时期公立医院社会功能评估的研究框架》，《中国卫生资源》2002，5（5）：210—213

《对构建公立医院社会评价体系的思考》① 一文中认为，公立医院的社会责任就是在面对整个社会的健康需要，为确保社会公众卫生服务，维护国家、公民的健康利益所承担的诸如社会道德责任、经济责任和法律责任等；李斌、赵玉海和韩辉等（2011）在《公立医院社会责任研究综述及若干问题思考》② 中亦赞同王小合的观点；刘肖宏、田立启等（2009）在《公立医院社会责任的研究构思》③ 中则认为，公立医院的社会责任范畴应包括依法交费、解决就业、为患者提供智谋医疗服务、关心职工以及环境保护等；黄少瑜在《从公立医院的公益性看其社会责任》一文中认为，公立医院的社会责任具体包括 5 大部分：第一是基本社会责任，即向广大人民群众提供基本的医疗卫生保健服务，最大限度地满足人民群众基本医疗服务需求。第二是及时和高效地应对突发公共卫生事件。第三是承担对基层医疗机构矿物质资助和医务人员的教育培训义务。第四是普及基本医疗健康知识。第五是参与公益活动，协助政府帮助社会求助弱势群体，并为他们提供低廉、优惠甚至是免费的医疗服务。而对病人应承担的社会责任，则同样包括五个方面，即质量、服务、成本、时间和环境。④ 杨萍，杨奎臣则认为，公立医院的社会责任至少应包含四个方面：一是承担公共医疗服务，二是维护患者权益，三是承担医疗救助，四是肩负医学教学与科研之责。⑤ 徐哲芳则认为，公立医院在慈善医疗事业中应承担向患者提供优质医疗服务、完成政府部门的指令性任务和计划、承担突发事件救援任务、促进健康服务、价格上优惠、慈善医疗、教育和科研和开展社会公益性活动等 8 种社会责任⑥。在如何实现公立医院社会责任方面的代表性成果有郑大喜（2009）的《从新医改方案看公

---

① 王小合：《对构建公立医院社会评价体系的思考》，《中国医院管理》2006，297（4）：5—7
② 李斌，赵玉海，韩辉：《公立医院社会责任研究综述及若干问题思考》，《中国医院》2011，15（3）：19—23
③ 刘肖宏，田立启，魏仁敏：《公立医院社会责任的研究构思》，《齐鲁医学杂志》2009，24（1）：79—81
④ 黄少瑜：《从公立医院的公益性看其社会责任》，《现代医院管理》2011.40（1）：12—14
⑤ 杨萍，杨奎臣：《公立医院的社会责任及其实现机制》，《新西部》2011，（18）：14—16
⑥ 徐哲芳：《公立医院在慈善医疗事业中应承提的社会责任》，《医学与哲学》2012.33（7）：7—12

立医院落实公益性的难点及其对策》①，该作者认为，增加政府投入，强化行业监管，坚持推进改革，完善医院机制，才能更好地实现公益性及社会责任；焦卫东等认为，公立医院要实现其社会责任，首先应坚持以人为本和树立全面协调的科学发展观理念，其次是培育优秀的医院文化，最后是加大政府对公立医院的投入和监管。② 林春霞（2010）在《公立医院改革：补偿机制和人事制度是关键》③一文中认为，改革医疗拨款制度（包括补偿机制和人事制度）是公立医院实现社会责任的关键；杨萍，杨奎臣认为，公立医院社会责任实现需从五个方面入手：一是医院在价值取向上要树立"伦理世界观"，二是在经营管理时要坚持公立医院的公益性本质；三是要坚持"德——得"相通的医院发展理念；四是应将患者的健康需求作为公立的服务导向，即要坚持把社会效益置于医院经营服务的首要理念；五是在医院财务管理方面做到收支分开。④ Weendy K，Mariner，B Paul T，Durbin 和 Douglas L. Weed，Robert E 等则从医院、医生道德、诚信与社会责任的关系论述了公立医院社会责任的实现；Faruk M 和 Etienne M 则分别论述了管理者要实现医院社会责任必须把社会责任融入明晰的发展战略中，并努力提高管理者自尊和道德等意识；Edmund R 等则从组织理性、绩效目标与社会责任的相关性分析入手，提出了公立医院社会责任实现的可能途径——建立科学、合理的公立医院社会责任评价指标和评价模型等。

2. 公立医院的规模经济学分析

自 20 世纪 80 年代我国医疗卫生服务市场引入市场机制以来，各地公立医院通过现址扩张、新建分院、合并、建立联盟、组建医疗集团等多种形式谋求规模扩张。从理论上说，医院规模扩张对于解决卫生资源短缺和卫生服务供给不足具有一定积极意义，但从实践看，医院规模过度扩张并不能解决现实中"看病难、看病贵"问题。如宋丹、于润古（2005）等在《医院规模

---

① 郑大喜：《从新医改方案看公立医院落实公益性的难点及其对策》，《中国卫生政策研究》2009，2（8）：22—27

② 焦卫东、曾学红、王莉芝：《浅谈医院社会责任》，《医院管理论坛》2009，26（1）：17—19

③ 林春霞：《公立医院改革：补偿机制和人事制度是关键》，http：//news.sohu.com/20100429/ n271820757. shtml.

④ 杨萍，杨奎臣：《公立医院的社会责任及其实现机制》，《新西部》2011，（18）：14—16

盲目扩张风险大》》^① 亦认为，医院规模扩大 1 倍，其风险就会扩大 4 倍；陈学顺（2008）在《论我国大医院的适宜规模发展》^② 中认为，医院规模的过度扩张将会带来卫生资源利用效率不高，医疗机构需求、医疗费用快速增长等问题等等，既然如此，那么，什么样的医院规模才能使其经济效益最大化？这一命题在世界范围内吸引和困扰着众多资深的卫生经济学家和相关政策决策者。据已有研究表明，对医院规模进行经济学分析的理论有古典经济学理论、马克思政治经济学理论、新古典经济学理论、新制度经济学理论和社会成本理论、以及适存分析法理论。其中 Bays 运用适存分析法对 1971—1977 年美国短期私立综合性医院的最优规模进行了研究，结论认为，100—499 张床位的医院显示出规模经济，小于 100 张或大于 500 张床位的医院显示出规模不经济。匡莉（2007、2009）等在《广东省省市级综合医院最优规模实证研究》^③、《转型期我国公立医院规模经济特征的实证研究》^④ 中结合社会成本理论提出了医院的最优规模的同时。他们还认为，仅从理论上说，我国公立医院可以在无限规模扩张中获得规模经济，但由于转型期我国公立医院规模扩张是以高精类医疗设备的投入为主要特征，因此，医院的规模并非越大越好；李习平等（2011）在《基于 DEA 模型现代医院规模有效性的拓展研究》^⑤ 中认为，医院投入产出函数的规模有效性就是 DEA 有效。对医院规模经济与效率进行实证分析的研究成果相对基础理论研究的成果要多，其中 Domald（1987）则证明了医院的规模经济问题确实存在，且规模与成本呈 U 函数关系，并推算出了这种函数关系中的平均成本弹性系数为 0.9^⑥；Gaynor 等（1995）利用 1983—1987 年间 5 000 所样本医院数据，发

① 宋丹，姚蔚，于润吉：《医院规模盲目扩张风险大》，《卫生经济研究》2005.5：30—30
② 陈学顺：《论我国大医院的适宜规模发展》，《中国医院》2008，12（1）：19—21
③ 匡莉，李奕明，张寿生，方积乾：《广东省省市级综合医院最优规模实证研究》，《中华医院管理杂志》2007，23（2）：101—104
④ 匡莉，徐淑一，方积乾：《转型期我国公立医院规模经济特征的实证研究》，《中国医院管理》2009，29（31）：8—11
⑤ 李习平，武淑琴，张华容：《基于 DEA 模型现代医院规模有效性的拓展研究》，《统计与决策》2011，3：68—71
⑥ Vitaltano D F. *On the estimation of hospital cost functions*. J Health Econ omics，1987，6（4）：305—18

现床位的增加会带来医院成本的迅速提高[①]；Morey（1992）运用数据包络分析方法对美国 300 家医院的服务质量与医院成本的研究结果与 Gaynor 等研究结果高度同质[②]；Aletras（1999）分别应用长期和短期成本函数对希腊 91 所医院进行比较研究，发现通过调整医院生产规模可以达到获得潜在效率的目的[③]；Rosko（2004）利用随机前沿成本函数模型对美国 616 家医院行低效率分析，结果表明总成本的增加源于投入或产出价格的提高；林子华、郝模等（1991）运用 Cobb—Douglas 生产函数对乡镇卫生院的规模经济研究发现适当增加床位可扩大经济规模效益，而增加人员，尤其是非临床人员则不利于提高医院的规模经济效益；吴明等（2000）将随机前沿成本函数方法应用于医院经济效率的评价，发现医院低效率问题的主要原因是盲目扩大医院规模[④]；白常凯、张鹭鹭等（2002）则运用生产函数理论对三个级别的 23 所军队医院产出的卫生服务提供量和业务收入与投入要素进行了经济学分析，其研究结果表明，按医院卫生服务提供量为投入要素分析发现卫生服务提供量规模收益递减，而按医院业务收入为投入要素分析发现业务收入呈规模收益递增。[⑤] 匡莉等（2005）在《医院规模经济与成本函数研究进展》[⑥] 中认为，规模与平均成本呈 U 形函数关系，只有在 U 形底部的规模范围才是医院达到成本最小的最佳范围；张恩和，田文华等（2005）利用 Cobb—Douglas 生产函数模型对某医院及代表性科室的投入产出情况进行分析发现，扩大医院床位规模比扩大设备规模所得到的社会效益和经济效益更大，扩大卫生人力规模能带来更大的经济效益。[⑦] 刘霞，何梦娇等（2004）

---

① Gaynor M, Anderson GF. *Uncertain demand, the structure of hospital costs and the cost of empty hospital beds, Health Economics*, 1995, 14 (3)：291—317

② Morey R C, Fine D J, Loree SW, et al. *The trade-off between hospital cost and quality of care：An exploratory empirical analysis, Med Care*, 1992, 30 (8)：677—698

③ Aletras VH. *A comparison of hospital scale effects in short-run and long-run cost functions, Health Economics*, 1999, 8 (6)：521—530

④ 吴明，唐承：《随机前沿成本函数方法在医院经济效率评价中的应用》，《中华医院管理杂志》2000, 16 (8)：507—509

⑤ 白常凯，张鹭鹭，王新光等：《区域内医院规模经济分析》，《中国医院》2002, 6 (4)：19—22

⑥ 匡莉：《医院规模发展与低成本高效益的关系》，《现代医院》2006, 6 (1)：76—78

⑦ 张恩和，田文华，李林，段光峰：《某军队医院规模经济微观分析》，《解放军医院管理杂志》2005.12 (3)：257—258

利用分位数回归方法研究了上海市 63 家不同类型、不同级别医院的规模经济情况，研究结果表明，不同类型和规模的医院规模经济不同，大型的市级综合医院、郊县综合医院和一些较大规模的区综合医院、区中心医院要合理控制医院的发展规模，对于规模较小的区综合医院和中等规模的区中心医院，则要适当扩大规模，以充分利用卫生资源，提高卫生服务的效率。[①] 马丹（2007）应用数据包络分析法对 23 所部发现属综合医院进行分析后认为，大规模医院相对有效比例低于中、小规模医院，医院规模不同程度偏大。[②] 刘华辉等（2007）通过对规模与经济、社会效益和工作效率指标的对比分析后认为，附着医院规模扩大，医院经济效益提高，社会效益和工作效率则下降。[③] 舒燕（2009）同样利用超越对数成本函数对某区域三级甲等医院 2002－2006 年数据估算出了医院的规模经济系数，结果显示，增加劳动力投入和酱投入均不能带来规模经济，医院盲目扩张必将导致规模不经济，因此建议医院规模建设必须与医院的长远发展相适应，同时也必须与医疗卫生体制改革政策相适应。[④] 孙菁，孙庆文等通过个体固定效应模型按惯例多产出成本函数对 57 家军队医院 2005－2007 年的面板数据进行分析后认为，较大的市场规模和行政资源配置方式使总医院在较大规模上实现经济性，因此，规模不是经济性的决定因素，要素配置结构的优化和分工、专业化的合理才是使规模产生经济的重要因素。[⑤] 赵明和马进（2010）则应用道格拉斯生产函数对浙江省公立医院规模经济进行了分析，其结论认为，规模经济是当前医院不断扩张的根本动因，要防止医院过度扩张所带来的医疗服务供给问题，医院应理性控制其规模发展。[⑥] 李显文、徐盛鑫等（2011），利用数据包络分析方法和 Tobit 回归模型对浙江省 500 张床及以上综合性医院进行实证分

① 刘霞，何梦娇，曹建文，程英升等：《基于分位数回归的医院规模经济研究》，《中华医院管理杂志》2008，24（6）：368－371

② 马丹：《部属综合医院效率评价与规模经济分析》，2007

③ 刘华辉，田振明，黎东生：《广州公立大医院规模与效益分析》，《中国当代医院管理杂志》2007，5（5）：18－20

④ 舒燕：《关于医院规模经济的实证分析》，《技术经济与管理研究》2009，6：18－21

⑤ 孙菁，孙庆文，郭强：《基于面板数据的军队医院规模经济研究》，《第军医大学学报》2009，30（1）：57－59

⑥ 赵明，马进：《浙江省公立医院规模经济实证分析》，《上海交通大学（医学版）》2010，30（1）：91－93

析发现，多数医院存在规模经济，但医院床位数在 800－1300 张床位规模较为合适。而要提高医院经营效率，则须要合理控制床位，控制药品收入比重，注重医疗技术提高，控制固定资产过度投入和提高医院管理水平[①]；董四平，肖婧婧等（2011）应用数据包络分析法对县级综合医院规模经济效率进行了分析，研究结果显示，县级综合医院存在规模经济效率现象，规模整体过剩，床位适宜规模在 250—300 张之间。[②]

3. 公立医院公益性及保障机制研究

国内对公立医院公益性及保障机制研究的文献较多，其中具有代表性的文献有：1997 年颁布的《中共中央国务院关于卫生改革与发展的决定》中明确指出

"我国卫生事业是政府实行一定福利政策的社会公益事业"。[③] 它说明了卫生事业具有公益性。公立医院作为卫生事业的一个重要组成部分，其公益性不言而喻；2005 年 7 月，原卫生部长高强在《发展医疗卫生事业，为构建社会主义和谐社会做贡献》[④] 的专题报告中指出，公立医院的支出要由政府科学核定，给予保障，要"实行核定收支，收支挂钩，超收上交，差额补助"的经济机制；2009 年，《中共中央国务院关于深化医药卫生体制改革的意见》的《医药卫生体制改革近期重点实施方案（2009－2011）》[⑤] 等文件中明确提出，要加政府投入，完善公立医院经济补偿政策，逐步将公立医院补偿由服务收费、药品加成收入和财政补 3 个渠道改为服务收引见和财政补助两个渠道，从而促使公立医院回归公益性本质。除上述政策性文件之外，国内有许多学者亦对此做过深入研究，如郑大喜（2006）连续发表文章称，公立医院要想实现其公益性质，那么，首先要增加政府的卫生投入，改善卫生资源配置及其使用效率；其次是要吸收和利用好社会资本，从而促进医疗

---

① 李显文，徐盛鑫，张亮：《基于效率的医院规模经济实证分析》，《中国医院管理》2011，31（4）：65－68

② 董四平，肖婧婧，梁铭会：《基于数据包络分析的县级综合医院规模经济效率研究》，《中国卫生经济》2011，30（1）：67－69

③ 国务院：《中共中央国务院关于卫生改革与发展的决定》，http：//baike.baidu.com/

④ 高强：《发展医疗卫生事业，为构建社会主义和谐社会做贡献》，《中国卫生法制》2005，13（4）：4－11

⑤ 卫计委：《2009－2011 年深化医药卫生体制改革实施方案》，http：//www.moh.gov.cn/tigs/s2907/list.shtml

机构的多样化和使医疗服务机构之间的竞争常态化，再次是要积极推动服务价格体系改革，从而调整医院的收入结构，同时对医院内部运行机制进行深入改革，以此提高服务质量；最后是对医疗费用的付费机制进行改革，并建立预付制费用支付方式，以此引导医院调整利益导向，同时加强对医疗服务质量和收费行为的监管，进而维护公平竞争的医疗服务市场环境[①]；吕军，李士华等（2007）通过以改革财政檄机制为突破口，运用政策环境分析方法、预算方法、焦点组讨论等方法，探索了公立医院财政补偿机制改革的思路与方法，研究结果认为，首先是政府应科学核定医院的收支差额，然后把该差额作为政府财政补偿总额的参考标准，同时，以行政合同的方式来规范财政补偿中政府与医院双方的权利、义务关系，最后是医院应端正服务理念，转变内部运行机制，从而使公立医院真正体现公益性质。[②] 李玲（2008）的《让公立医院回归社会公益的轨道》[③]、岳瑞娟[④]、贾慧[⑤]、凌云[⑥]等对我国公立医院补偿机制现状进行了分析，提出来了公立医院补偿机制目前存在的 5 个主要问题，即政府补偿不足，医疗服务收费长期处于低水平、以药补医问题复杂、补偿范围不明确和补偿方式单一；刘建、万许兵（2009）在《我国公立医院政府补偿机制研究》[⑦] 中则提出了政府对公立医院的补偿范围应包括资本性支出、重点学科发展和科研项目经费、住院工程师培训费用、医院承担公共卫生服务支出和符合国家规定的离退休人员费用；政府财政对公立医院补助应改革按"人头数或床位数"进行补助金的模式，建立与医院业务量、服务质量与医疗资源利用效率等指标相结合的补助

---

① 郑大喜：《公立医院如何实现公益性质》，《医院管理论坛》2006，23（3）：9—15

② 吕军，李士华，房信刚，边建超，刘剑英，续洁：《公立医院财政补偿机制改革研究概述》，《中华医院管理杂志》2007，23（8）：510—512

③ 李玲：《让公立医院回归社会公益的轨道》.（2008—04—01）（2009—06—02）. http：//bbs. cenet. org. cn/board92521/Topic394803. Htm

④ 岳瑞娟：《适应新医改要求，进一步完善公立医院补偿机制》，《财经界（学术）》2009.9：39—40

⑤ 贾慧，唐晓东，刘向群，宋元，殷红：《完善公立医院经济运行的对策思考》，《南京医科大学学报（社会科学版）》2011，45（4）：295—297

⑥ 凌云，田文华，金春林，方圆：《我国公立医院补偿方式存在的问题和对策》，《海军医学杂志》2008，29（1）：72—73

⑦ 刘建，万许兵：《我国公立医院政府补偿机制研究》，《中国卫生经济》2009，28（9）：31—34

模式。李冠伟、孙统达等（2010）则对宁波市公立医院公共财政分类补特点及其实践效果进行了分析，研究结果认为，若实现公立医院公益性，又能保持其高效运转，那么，则需建立公立医院政府财政长效保障机制，建立项目库存制度，规范政府财政分类补助范围与方式，实施与廉价芬使用开发部相挂钩的公立医院补助制度，建立公立医院大型医疗设备购置经费补助制度和构建科学合理的债务消化长效机制等。[①] 林捷（2011）运用 TOPSIS 法对 12 家医院的 19 项公益性指标进行统计分析后认为，当前公立医院的公益性程度不仅不高，而且存在严重的趋利倾向，同时，其从分析中得出公立医院公益性程度不高的原因主要在于：宏观体制转型与政策调整削弱了医院的公益性表达能力，现有公立医院运行机制，包括治理结构和支付方式都不适应医院公益性的表达，政府对医院的公益性实现缺乏科学合理有效的监督和干预机制；单纯依靠医疗服务收入作为医护人员福利待遇的单一经济激励机制制约了医院公益性的表达。因此，其建议政府将公益性服务作为区分医院是事为营利性和公益性医院的基本条件，并把其作为公立医院绩效考核的一个重要标杆，同时，政府还建立一套科学合理的公立医院付费机制，以终结"以药养医"的局面，健全医院补偿机制，加强政府对医院的"双补一控"的补偿运行机制，以及财政补偿核算机制和医院常规信息披露制度等。[②] 郑大喜、张文斌（2011）在《基于公益性公立医院成本核算与财政补偿关系研究》[③]中认为，政府是保障公立医院公益性的主体，因此，政府应当在提供财政支持和完善运营绩效评价等方面促进公立医院回归公益性，具体做法是：政府在制定财政补偿政策前，首先要改进公立医院的成本核算与科学核定公立医院的收支差额，以此作为政府财政补偿总额的标准。龚勋和张文斌等[④]则认为，政府对公立医院财政补助应建立在医院服务功能定位的基础上，即对医院实行分类补助；李卫平（2010）在《社会医疗保险制度下公立

---

① 李冠伟，孙统达，严敏华，陆红娟，谷战强，卢素芬，柴子原，袁征：《宁波市公立医院补偿模式研究》，《中国农村卫生事业管理》2010，30（4）：25－27

② 林捷：《我国公立医院公益性保障机制研究》，《华中科技大学》2011

③ 郑大喜，张文斌：《基于公益性的公立医院成本核算与财政补偿关系研究》，《医学与社会》2011，24（5）：61－63

④ 龚勋，罗五金，张黎等：《国外医院公益性财政补偿方式对我国的启示》，《中国医院管理》2011，31（7）：12－13

医院财政补助机制》[①] 一文中认为，政府财政补助应与公立医院绩效评估机制相联系，并就补助标准和如何形成有效的财政投入机制进行了探讨。孙统达、顾竹影等（2011）根据政府财政补助、培训增设药事服务费及医疗服务价格调整等不同补偿途径的组合，建立了公立专科医院补偿政策模型[②]；雷海潮（2012）认为，要实现公立医院衍生公益性，就必须控制好公立医院的规模水平和配置水平，确保基本的公共投入，加强预算和收支管理，控制收费项目及价格水平，发展职业化的专业管理队伍，以及鼓励公益性捐赠[③]。万玉霞，曹永福（2012）则从公立医院的伦理性质视角入手，认为公立医院驾照公益性存在一定的体制伦理难题，因此，有关公立医院公益性回归的话题应置于整个医疗卫生事业语境之中，也就是说，回归公益性的应该是整个医疗卫生事业，而不仅仅是公立医院。[④]

（二）国内外研究述评

综上所述，国内外学者的这些研究为本研究的顺利完成提供了十分有益的借鉴，但是从研究过程及研究结论看，也不难发现现有研究还有一些基本问题没有得到很好的解决，具体表现在：1. 对公立医院的"公"和"立"的理解和把握还不充分。一般认为，公立医院的"公"之主体有两个，一是资格主体，二是受益主体。对于受益主体的认定——国家、社会、大众，基本上没有异议，问题争论的焦点在资格主体上。绝大多数人认为，在医疗卫生服务这个特殊的领域，唯公众代言人——政府举办医院才有可能保证人人享有基本医疗服务权，其他社会主体因公立医院的公益性本质（非营利医性）而不愿介入，即使愿意介入，也会因经济实力和不具公权力而无法保证人人享有基本医疗卫生服务，因此，举办公立医院并保证其不偏公益性航道的责任唯政府承担不可。固然，政府性质及职能决定其承担办医责任没错，但是，随着社会经济、文化水平的提高，除政府以外的其他社会主体有办公

① 李卫平：《社会医疗保险制度下公立医院财政补助机制》，《中国卫生政策研究》2008，10（1）：51－54

② 孙统达，顾竹影，李冠伟等：《公立专科医院补偿政策模型研究》，《中国医院》2011，15（10）：28－31

③ 雷海潮：《公立医院公益性的概念与加强策略研究》，《中国卫生经济》31（1）：10－12

④ 万玉霞，曹永福：《公立医院回归公益性的伦理难题及其破题之道》，《医学与哲学》2012，33（6）：63－64

立医院来承担其社会责任的愿望、经济实力、人才实力和经营管理能力。假设基本医疗服务需求不变，政策鼓励社会资本举办非营利性医院，那么，政府办医院的规模范围不仅可以缩小，而且当前所面临的财政支出压力也就会大大得到缓解。基于此，国家在新一轮医改方案中提出了形成多元主体办医格局的战略设想。公立医院的"立"即建设之意，公立医院如何建设或怎么办的问题，一直是困扰学界和实践界的问题，虽然各研究者从不同视角对此进行了探索，但缺乏系统性的探究，如从国家层面看，公立医院的纵向规模和横向规模该当如何等缺乏有力的证据支持；再如公共医院该如何布局才能使其服务的可及性和公平性最大化等，还缺乏从空间经济学或新经济地理学视角切入。2. 对公立医院规模扩张现象的理论解释还不够充分。当前的大多数研究主要集中在医院规模经济的实证研究方面，对医院适宜规模的影响因素、医院规模扩张的动因、形成机理与核心实质、对于信息网络技术对规模发展的影响和对于如何确定规模发展战略以提高医院核心竞争力，以及对于医院产品供给方式和供给行为缺乏深入的研究和探讨，因此，医院规模扩张现象还有待于更深入的理论解释。此外，对医院规模的研究在方法上多以几种单因素分析方法为主，其中，运用最多的分析方法主要有成本函数法、生产函数法和适存分析以及效率分析法，但该些方法均被证实都存在一定的担风险，因此，分析方法有待丰富；其次，对公立医院规模经济进行分析时，变量选择缺乏全面性，如居民对医疗服务的需求与经济状况、风俗习惯等变量往往被轻视；第三，当前研究大多集中于医院规模的横向扩张理论与实证研究，而对于医院规模的纵向扩张研究成果却较为罕见，即使有少量的研究成果，也因缺乏系统性研究而很难成为医院改革的依据。3. 对公立医院补偿机制研究缺乏系统性。现有研究大多是理论和政策研究，没有提出财政补偿的具体标准和适用模型，因而应用价值不高。在研究财政补偿政策时，大多以病床数为主要依据，并从全国角度整体出发，很少考虑地区差异性以及医院级别、医院规模、经营状况以及医疗服务需求的差异。此外，从研究的理论来源上看，国内外相关的研究多从制度经济学角度进行研究，将运行机制作为已知，研究它能导致什么样的配置；从如何保障公立医院实现公益性这一论题上看，现有研究还缺少将其提出来的解决措施纳入一个统一的框架进行系统的分析和验证。

　　针对现有研究存在的问题，本研究试图在前人研究的基础上，以湖南为个案，通过对政府办医院的目的、目标、数量、结构与网点布局、成本与社会效果等方面的研究，明确政府办医院的社会功能定位，预测未来 5 年湖南省政府办公立医院的数量和规模，对湖南未来 5 年公立医院的发展结构及服务网点地区布局提出按需求、病种的动态变化进行规划的政策性建议。以此为基础，提出政府对医院财政投入的新理念，测算湖南省政府在未来 5 年内对医院的财政投入水平，并对建立相对完善的医院财政补偿机制提出政策建议。

第二章 研究框架设计

一、研究目标

通过研究，拟达到如下目标：

1. 明确政府办医院的社会功能定位，厘清其与其它公立医院、非公立医院的关系；

2. 以国民对医疗服务的需求量为主要依据，确定政府办医院的适宜规模、数量、结构和布局；

3. 以公立医院的适宜规模为基础，科学确定公立医院所需的财政补偿范围、标准和水平；

4. 根据公立医院所需要财政补偿范围、标准和水平，提出完善政府财政投入机制、建立科学规范与可持续运行机制的政策措施建议。

二、研究内容

（一）公立医院适宜规模及财政补偿机制的理论分析

探讨公立医院规模及财政补偿机制之前，首先要理解和把握公立医院之"公"与"立"的内涵与外延。从"公"的主体上看，假设"公"之举办主体是政府，那么需要厘清政府举办公立的依据是什么？如果"公"的受益主体包括所有的社会主体，那么需要弄清楚政府在公立医院之"立"上的动机、态度、以及其所采取的行为依据是什么？如各类公立医院规模设置和公立医院财政投入方式、投入水平和投入标准制定的理论与技术依据是什么等问题，然后依据上述分析，借助专家咨询法，获取一个全新的研究框架。具体研究内容包括：政府办公立医院的理论依据和责任边界，公立医院适宜规模的理论基础与技术依据，公立医院财政投入理论基础和现实依据等。

（二）公立医院的社会功能定位研究

公立医院存在的价值在于其社会功能。[①] 但对于什么是公立医院的社会功能，人们并没有达成共识，因此，对公立医院社会功能的定位研究，首要点是厘清其社会功能的真正内涵。本研究认为，所谓公立医院社会功能，是指公立医院所具有的医疗服务供给能力和市场调节能力在满足社会及其成员对公益性医疗卫生服务需求方面所产生的积极作用与结果。在该定义的基础上，通过对我国公立医院承履社会功能的变迁轨迹分析，比较不同类别、不同级别公立医院在现实世界中所承履的社会功能差异，以及产生这种差异的原因，进而为定位各类各级医院的社会功能边界打下坚实基础。具体研究内容包括我国公立医院社会功能发展的历史沿革，影响公立医院承履社会功能的相关因素分析，各级各类公立医院应承履的社会功能边界等。

（三）湖南省公立医院的适宜规模分析

2012 年，国务院关于《"十二五"期间深化医药卫生体制改革规划暨实施方案的通知》中明确指出，公立医院改革的当前工作重点是"合理确定公立医院（含国有企业所办医院）数量和布局，严格控制建设标准、规模和设备配备"。其中对于医院规模使用了"严格控制"一词，这为解决自 20 世纪 90 年代以来我国公立医院规模发展的两极分化问题（即城镇公立医院的横向规模快速扩张，纵向规模逐步萎缩）指明了方向，同时也为医院服务市场化后公立医院公益性本质回归打下了基础，但是，如何严格控制公立医院的规模并力促其回归公益性本质，需要对医院规模进行经济学实证分析，才能为政府制定可供具体操作的政策或方案提供可靠依据。基于此，本研究以湖南省公立医院为研究对象，通过对域内公立医院发展规模现状描述，揭示当

---

① 代涛，尤川梅，陈瑶：《部分国家政府举办公立医院的经验与启示》，《中国卫生政策研究》2009，（2）8：1—6

前湖南省公立医院在规模发展过程中存在的问题，确定我国影响湖南省公立医院规模发展及公立医院服务可及性与健康公平性最大化的主要原因，然后结合样本地区人群的医疗服务需求，分析样本地区不同公立医院规模的经济效率值，并在此基础上，推算新医改背景下湖南省公立医院发展的适度规模值，进而为构建完善的我国政府办公立医院财政补偿机制提供依据。具体研究内容包括湖南省居民医疗服务需求现状分析，湖南省公立医院规模发展现状、问题、原因分析，湖南省公立医院相对效率评价以及湖南省公立医院适宜规模值推算等。

（四）新医改背景下公立医院的财政补偿机制研究

2010 年 2 月，卫生部等五部委下发了《关于公立医院改革试点的指导意见》，其中在改革公立医院补偿机制中，确定了政府对公立医院财政投入的两种方式——财政补贴和通过医疗保障支付，确立了财政补贴的范围（包括医院基本建设和大型设备购置、重点学科发展、符合国家规定的离退休人员经费、政策性亏损补贴、承担公共卫生任务的专项补助等）和通过医疗保障支付的形式（按病种收费、按人头付费和总额预付等），但是，公共财政以怎样的支付方式才能既有利于公立医院服务效率提高，又保证公立医院公益性本质回归等方面缺乏具体可行的操作规程（如政府在支出结构上——中央与地方政府、人口密度稠密与稀薄地区间、综合性医院与专科医院的比例划分，财政补偿的标准确定，补偿到位的方法和措施等），换言之，即政府应建立怎样的财政保障机制才能使公立医院服务的可及性和公平性达到最大化问题还有待于深入而系统的探究，基于此，本研究拟在前述研究的基础上，结合医改中关于基本公共卫生服务均等化的重点、难点问题，以及卫生事业可持续发展的要求，以政府对公立医院的投入数额、投入结构比例、投入方式、投入标准和投入的政策措施等为依据，采用规范研究和实证研究相结合的方法，构建一种新财政补偿模式，并提出完善我国政府办公立医院财政补偿机制的政策性建议。具体研究内容包括湖南省公立医院的财政投入现状分析、新医改背景下政府对公立医院的财政理念探讨和新医改背景下政府的财政投入标准与水平等。

三、研究方法

（一）社会调查法

对于研究中需要而在文献研究中难以确定的或未涉及的数据信息，本研究主要采用抽样问卷调查、现场调查和知情人深度访谈等方式来收集，然后结合文献研究中所挖掘的数据信息，利用统计学方法对相关数据进行分类整理，建立一个原始的数据库，以期为厘清湖南省公立医院规模与其服务可及性之间的关系、医院规模及财政补偿与医疗卫生服务公平性之间的关系，以及确定医院财政补偿标准或投入水平和制定区域卫生规划等提供依据。具体方法如下。

1. 问卷调查

问卷调查主要用于本研究所需样本医院的人力、床位、面积、总诊疗量、运营收入与支出、政府财政投入、资产负债率、医疗设施、医疗仪器等基础数据的收集。具体做法：对湖南省 14 个地区的 572 家公立医院的 35 家医院展开调查。通过设计公立医院数据采集表及各地区的相关情况调查表（见附录 1），以湖南省卫生厅名义下发文件至 14 个市（州）卫生局下辖的样本医院，分别获取样本医院 2002 年至 2011 年数据。样本医院的确定以随机抽样的方法抽取。抽样原则以各县（区）20 万以上常住人口、160 亿元以下国民经济收入、9000 元以上年人均收入、1000 元以上人均生活消费水平的区、市、县为抽样单位。调查内容的主要内容包括：

（1）样本地区医院近 5－10 年在病种收治、病源源自、大型医疗设备配备、卫生人力配备、运营收支和财政补偿等方面的变化情况；

（2）样本地区居民近 5－10 年的经济收入水平、接受医疗服务愿望、接受医疗服务的支付能力、对医院的选择等方面的变化情况；

（3）样本地区居民近 5－10 年的医疗服务需求、政府财政补偿能力、财政补偿方式、医院布局等方面的变化情况；

（4）样本地区近 5－10 年的 GDP 水平、大型基础设施（主要指交通运输）、人口分布等方面的变化情况。

2. 典型现场调查法

对湖南省 14 个地区的 572 所公立医院进行抽样（抽样原则如问卷调查），确定 35 家医院为数据采集的样本医院。调查内容包括医院发展现状、医院服务规模（包括病源、病种等）、服务数量与质量（包括门诊、住院、出院等）、卫生资源配置（包括卫生人力配置、病床配置、大型医疗设备配置、医院服务网点布局等）等数据信息进行采集和分析；最后采用完全随机方法对所选择的 35 家医院的医护人员和患者进行问卷调查（其中调查医护人员 500 名、患者 1000 名），主要调查对医院公益性认知情况。

3. 质量控制

所有资料收集和调查均由本人完成，消除资料收集过程中的人员偏倚。严格遵守《保密法》中保密原则，严格遵循严谨、细致的原则，当天资料收集结束后及时整理资料，对缺项、不合逻辑的数据再次确认，发现错误和纰漏次日立即查找原因，做到不遗漏不丢失。收集完成后对所有资料进行核实比对，确保资料的准确性和真实性。后期补充调查的地方注明标记，记录下联系方式和地址，集中电话访谈或现场调查收集完整。将资料归类后录入EXCLE，录入时采用双盲录入（由学生完成，本人审核），确保数据录入的一致性和完整性。

（二）统计分析方法

该方法主要用于湖南省居民医疗卫生服务需求分析、样本医院相对效率分析、湖南省公立医院财政投入水平预测等方面。具体方法及运用情况如下：

1. 描述性统计分析

用柱状图、折线图、率、构成比等描述湖南省居民医疗卫生服务需求量、经济发展水平、公立医院总诊疗量、住院量、床位量、人力规模量、医疗服务和药品收入比率、各类各级医院财政投入与产出比率等，用秩和检验、或 t 检验或卡方检验对医院人力、床位适宜规模预测值以及政府对各类各级医院财政投入标准或水平预测进行检验。

2. 指数平滑法

该法与灰色模型 GM（1，1）相结合，主要用于湖南省居民医疗卫生服务需求量预测；与数据包络分析法（DEA）相结合起来，用于医疗服务工作量折算、医疗收支水平、卫生人力资源量、病床量、政府财政投入水平等方面的预测。该法简介如下：

指数平滑法是美国人 R. G. Brown 所创，是从移动平均法发展而来的，其特点是预测时所需的资料少，计算方便。指数平滑法作为生产预测中的一种常用方法，尽管其常用于中短期经济发展趋势预测，但有研究者发现其同样适用于其他非经济领域的发展趋势预测，如人口发展、病源发展、医院规模发展等。

利用指数平滑法进行预测，就是对不规则的时间序列数据加以平滑，从而获得其变化规律和趋势，以此对未来的经济数据进行推断和预测。根据平滑次数的不同，有一次指数平滑、二次指数平滑及高次指数平滑，但高次指数平滑很少使用，下面主要介绍一次指数平滑法和二次指数平滑法。

①一次指数平滑法

一次指数平滑法是根据前期的实测数和预测数，以加权因子为权数，进行加权平均，来预测未来时间趋势的方法。一次指数平滑法计算公式为：

$$y_{t+1} = ax_t + (1-a) y_t$$

式中，x_t——时期 t 的实测值；

y_t——时期 t 的预测值；

a——平滑系数，又称加权因子，取值范围为 $0 \leqslant a \leqslant 1$。

将 y_t，y_{t-1}，…，y_2 的表达式逐步代入 y_{t+1} 中，展开整理后，得：

$$y_{t+1} = ax_t + a (1-a) x_{t-1} + a (1-a)^2 x_{t-2} + \cdots$$
$$+ a (1-a)^{t-1} x_1 + (1-a)^t y_1$$

从上式中可以看出，一次指数平滑法实际上是以 为权数的加权移动平均法。由于 k 越大，越小，所以越是远期的实测值对未来时期平滑值的影响就越小。在展开式中，最后一项为初始平滑值，在通常情况下可用最初几个实测值的平均值来代替，或直接可用第 1 时期的实测值来代替。

从上式可以看出，新预测值是根据预测误差对原预测值进行修正得到的。a 大小表明了修正的幅度。a 值愈大，修正的幅度愈大，a 值愈小，修正的幅度愈小。因此，a 值既代表了预测模型对时间序列数据变化的反应速度，又体现了预测模型修匀误差的能力。

在实际应用中，a 值是根据时间序列的变化特性来选取的。若时间序列的波动不大，比较平稳，则 a 应取小一些，如 0.1～0.3；若时间序列具有迅速且明显的变动倾向，则 a 应取大一些，如 0.6～0.9。实质上，a 是一个经验数据，通过多个值进行试算比较而定，哪个 a 值引起的预测误差小，就采用哪个。

②二次指数平滑法

一次指数平滑法只适用于水平型时间序列模式的预测，而不适用于呈斜坡型线性趋势历史数据的预测。因为，对于明显呈斜坡型的历史数据，即使 a 取值很大，仍会产生较大的系统误差。因此，对于此类数据变动趋势的预测，应对一次指数平滑法进行改进，可以用二次指数平滑法进行预测。

二次指数平滑法是在一次平滑的基础上，再进行一次平滑。其计算公式为：

$$y_{t+1}^{(2)} = a y_t^{(1)} + (1-a) \ y_t^{(2)}$$

式中，$y_t^{(1)}$——时期 t 的一次指数平滑值；

$y_t^{(2)}$——时期 t 的二次指数平滑值；

$y_{t+1}^{(2)}$——时期 $t+1$ 的二次指数平滑值，即预测值。

同理，三次指数平滑法是在二次平滑的基础上，再进行一次平滑，其计算公式为：

$$y_{t+1}^{(3)} = a y_t^{(2)} + (1-a) \ y_t^{(3)}$$

这里需要指出的是，指数平滑法中的平滑系数 a 的取值范围由于容易受主观因素影响，因此，预测结果可能与实际结果之间产生较大的误差。为避免这种结果，一般认为，如果数据波动过大时，a 值应取大值，这样可以增加近期数据对预测结果的影响。如果数据波动平均稳，a 值应取小值。理论界认为，当时间序列呈现较稳定的水平趋势时，a 取值范围一般在 0.05～0.20 之间；当时间序列有波动，但长期趋势变化不大时，a 值则可以介于 0.1～0.4 之间；当时间序列波动很大，且长期趋势变化幅度较大，并呈明显上升或下降趋势时，a 值则可以 0.6～0.8 间选取；当时间序列数据是仅呈上升或下降发展趋势时，a 值则应在 0.6～1 之间选取。当然，对 a 值的选取，在实际应用还须要结合对预测对象的变化规律做出定性判断且计算预测误差，并要考虑到预测灵敏度和预测精度是相互矛盾的，必要时可以采用折中的办法来取 α 值。在本研究中，指数平滑法主要应用于居民医疗服务需求量、医院人力、床位、收支等方面的预测。其具体步骤拟为：①利用 2002～2011 年样本医院的年总诊疗人数、住院人数、医疗服务收入、医疗人力、床位量等方面的数据，分别构成序列图；②按照误差平方和和 SE 最小原则进行模型参数估计；③2002～2011 年年预测值与实际值的比较；④预测 2013－2015 年医院病人总数。

3. 数据包络分析法

该方法与二次平滑指数法、三次平滑指数法相结合，主要应用于样本医院的相对效率评价和公立医院适宜规模值推算，以及样本医院服务工作量的预测和医疗服务的政策性亏损值的推算（包括公共卫生服务即纯公共医疗服务产品生产与提供的亏损、基本医疗服务产品即准公共医疗服务产品的生产与提供的亏损、离退休人员工资总额预算等）。

有关医院效率评价的方法很多，如随机前沿分析法、数据包络分析法、灰色关联分析法、模糊综合评价法等。其中，数据包络分析（data envelopment analysis，DEA）尤为当前学界和实践界所认可。DEA 方法是由美国运筹学家 A•Charnes（1978）等人以相对效率概念为基础发展起来的一种非参数的统计估计方法。该方法的基本思路是通过投入产出数据的综合分析，得出每个决策单元（decision making unit，DMU）综合相对效率的数量指标，确定各 DMU 是否为 DEA 有效。该方法以数据为基础，在逻辑结构上合理，故其不仅能够衡量每个 DMU 的投入量能产出多少产品的能力，而且还能计算出非 DEA 有效的 DMU 在哪些方面投入过剩或产出不足，以及指出造成 DMU 低效的原因。尽管该法与其他评价效率的方法（如 TOPSIS 法、灰色关联分析法、模糊评价法等）相比还有不足之处，如无法甄别随机因素对测量误差的影响、效率评价容易受到极值的影响、以及可能出现大量甚至是全部 DMU 有效的情形而无法对被评价的 DMU 进行排序等，但是其最大优点在于它避免了人为因素设定评价指标系数而使得评价的结果更为客观准确，因此，该方法被广泛应用于各行各业的效率评价之中。近年来，DEA 方法在医院相对效率评价的应用已引起诸多研究者的关注，已有研究表明，DEA 中的 C2R 模型和 BC2 模型尤其适合于多投入、多产出的医院效率评价，因此，本研究将围绕 DEA 的上述 2 个模型展开研究。

4. 灰色动态模型 GM（1，1）

该方法主要用湖南省居民卫生人力需求和株洲 4 县市医院病人总量的预测。

灰色系统理论是由我国著名学者郑聚龙教授于 1982 年创立的、一套可广泛用于工程控制、经济管理、社会系统等众多领域的、以系统分析、信息处理、建模预测和决策控制为主要内容的系统体系。其基本思想是直接将时间序列转化为微分方程，建立一个抽象系统的动态发展模型，从而实现对以时间序列数据为主的事物进行未来数量大小的预测。该理论中用于预测的主要模型有三，即灰色动态模型 GM（1，1）、GM（1，2）和 GM（2，1）。其中适应于医院病人总量预测的灰色模型为单序列—阶线性动态模型 GM（1，1）。该模型建模步骤如下：

第 1 步，设一组原始序列：$x(0)=(x(0)(1), x(0)(2), \cdots, x(0)(n))$

第 2 步，对原始序列作一阶累加生成新的数据列：

$$x(1)=(x(1)(1), x(1)(2), \cdots, x(1)(n))$$

其中：$x(1)(t)=\sum_{i=1}^{t}X^{(0)}(i) \quad t=1,2,\cdots,n$

再次作 $x(1)$ 的一阶均值生成得到：

$$x=(x(2), x(3), x(n))$$

其中：$x(t)=-1/2(x(1)(t-1)+x(1)(t)) \quad t=1, 2, 3 \cdots, n$

由此得出灰色预测动态模型 GM（1，1）的微分方程：

$$\frac{\mathrm{d}x^{(1)}}{\mathrm{d}t}+ax^{(1)}=u$$

第 3 步，构造累加矩阵 B 与常数项向量 Y_N，得：

$$B = \begin{bmatrix} -\dfrac{1}{2} \left(X^{(1)}\ (1)\ + X^{(1)}\ (2) \right) & 1 \\ -\dfrac{1}{2} \left(X^{(1)}\ (1)\ + X^{(1)}\ (3) \right) & 1 \\ \vdots & \vdots \\ -\dfrac{1}{2} \left(X^{(1)}\ (N-1)\ + X^{(1)}\ (N) \right) & 1 \end{bmatrix} \quad Y_N = \begin{bmatrix} X^{(0)}\ (2) \\ X^{(0)}\ (3) \\ \vdots \\ X^{(0)}\ (N) \end{bmatrix}$$

第 4 步，用最小二乘法求得灰参数 $\hat{a}$

$$\hat{a} = \begin{bmatrix} a \\ u \end{bmatrix} = (B^t B)^{-1} y_n$$

第 5 步，将灰参数代入时间函数：

$$\hat{x}^{(1)}\ (t+1)\ = \left(X^{(0)} - \frac{u}{a} \right) e^{-at} + \frac{u}{a}$$

第 6 步，对数 $\overline{XY1Y}$ 作一次累减还原得到：

$$\hat{x}^{(0)}\ (t+1)\ = -a \left(X^{(0)}\ (1)\ - \frac{u}{a} \right) e^{-at}$$

或

$$\hat{x}^{(0)}\ (t+1)\ = X^{(1)}\ (t+1)\ - X^{(1)}\ (t)$$

第 7 步，对模型进行诊断及应用模型进行预测

(三) 专家咨询法

通过专家咨询方法定性研究方法建立医院规模影响因素指标体系，明确影响因素的主要维度和权重，对公立医院财政资金配置模型的变量选取进行咨询，以保证医院财政保障机制科学、合理和有效。具体做法是：对医院规模设置或评价模型和筹资体系中涉及公立医院规模设置或财政补偿机制的各项指标进行筛选，选择部分指标作为公立医院适度规模发展模式和财政补偿机制改革的基础指标（如对公立医院在医疗服务的空间可达性指标及变量的选择）。从指标的实用性和可获得性原则出发，在上述知情人深度访谈的基础上，对通过文献初筛的指标依据指标的重要性进行 3 轮评分，选择在 3 轮评分中均被 90% 以上专家认为重要的指标作为公立医院规模效率分析、公立医院服务的空间可达性、公平性评价、以及公立医院财政补偿机制改革的测量指标。

四、研究方案及技术路线

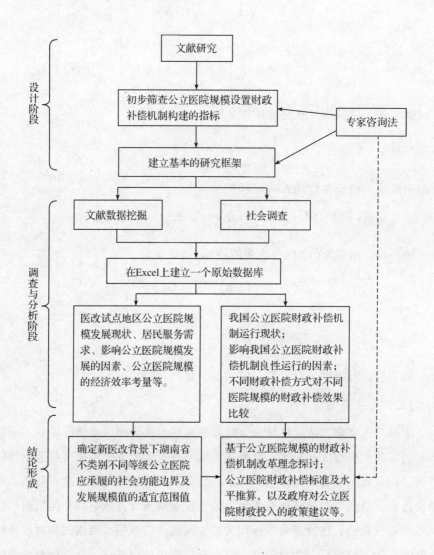

五、研究突破的重点和难点

（一）拟突破的重点

（1）厘清举办公立医院的责任主体和责任边界，根据公立医院的分类定位其社会功能。

（2）建立一个新的公立医院规模效应评价模型，确定公立医院发展的适宜规模；

（3）建立一个公立医院财政补偿预测模型，预测公立医院财政补偿标准、水平。

（二）拟突破的难点

（1）从公立医院举办主体的社会责任和公立医院自身能力的视角，科学定位公立医院的社会功能，这是明确举办公立医院主体责任边界、确定公立医院适宜规模的关键；

（2）解决公立医院效应评价模型中的评价指标体系及权重；

（3）保证小样本信息的信度与效度，这是确定公立医院适宜规模及完善其财政保障机制的基础。

第三章 公立医院适宜规模及财政补偿机制的理论基础

一、主要概念界定

(一) 健康

什么是健康？不同历史阶段有不同的理解。20世纪中期以前，人们普遍认为，"没有疾病就是健康"。"疾病"在百度百科词典中的定义是："有机体在一定的条件下，因受生物、理化因素带来的损害而迫使有机体的自稳调节紊乱并导致生命活动异常的过程。"简言之，疾病是指有机体处于非正常状态。也就是说，健康即指有机体处于正常状态。然而，对健康的这种理解，从生物医学模式看，固然没错，但细究之却发现，该理解忽视了作为生命个体的人同时还兼具社会属性。也就是说，人们忽视了作为生命个体的人拥有其他生命个体所没有的思维、情感和能动于世界的超能力，以及人与人之间错综复杂的社会关系等属性。因此，生物医学对健康的诠释，并不能反映健康的真正内涵。尽管我国于1936年编纂出版的《辞海》对健康做出新定义——人体各器官系统发育良好、功能正常、体质健壮、精力充沛并具有良好劳动效能的状态，通常用人体测量、体格检查和各种生理指标来衡量。尽管该定义增加了"劳动效能"之含义，并让人从感性上认为这种提法要比人们对健康的传统认识要完善些，但是，该定义所增加的"劳动效能"并不能说明人们对健康的传统认识和理解有了质的改变。主要体现在"劳动效能"实现的唯一前提仍然是人的各种生理指标是否处于正常状态。也就是说，人们仍然未把人当作社会人来对待。

对健康的上述认识和理解，尽管在生物医学模式时代被公认是正确的，但是，随着社会经济的发展、科技的进步、以及人类对自身认识的深入，20世纪中后期，生物学视阈下的健康概念的瑕疵越来越明显，为此，人们开始从除生物医学模式以外的心理、社会等领域探讨健康的内涵。如1946年，世界卫生组织（WHO）在其成立的《宪章》中提出："健康乃是一种在身体上，心理上和社会上的完满状态，而不仅仅是没有疾病和虚弱的状态。"1978年的《阿拉木图宣言》指出："健康不仅是疾病与体虚的匿迹，而是身心健康社会幸福的总体状，是一项基本的人权。"1987年中文版的《简明不列颠百科全书》对健康定义的是：健康是指使个体长时期地适应环境的身体、情绪、精神及社交方面的能力，它可用可测量的数值（如身高、体重、体温、肪博、血压、视力、味觉等）来衡量。该概念虽然在定义中提到了心理因素，但在测量和疾病分类方面没有具体内容，因此，该概念被认为是从生物医学模式向生物、心理、社会医学模式过渡过程中的产物。

综观上述各定义发现，几乎所有的定义均没有超出WHO在其《宪章》中所指出的健康范畴。WHO关于健康的定义，不仅把人的健康从生物学的意义，扩展到了精神和社会关系（社会相互影响的质量）两个方面的健康状态，同时，还把人的身心、家庭和社会生活的健康状态也包括在内，更为重要的是，它使人类社会就此踏上了健康的生物、心理和社会医学模型的时代。

（二）公立医院

20世纪90年代以前，国人对公立医院的认识和理解有着高度的同质性。这种同质性主要表现在三个方面：一是举办公立医院的唯一主体是政府；二是公立医院的运作经费纳入财政预算管理；三是公益性或非营利性是公立医院的本质属性。正因如此，人们给公立医院的定义是：由政府举办、并纳入财政预算管理的非营利性医院，也就是我们通常所说的国立医院，或国营医院，或国家出钱办的医院。人们对公立医院的上述认识和理解，在高度集中的计划经济时代和改革开放的早期阶段，由于我国的医院几乎全部由政府举办，不存在政府以外的其他社会主体拥有医院的产权，因此，由政府举办、并纳入财政预算管理的非营利性医院作为公立医院的定义，几乎被所有国人所认同。

然而，随着我国社会经济的高速发展和医疗服务市场化改革的深入，国人对公立医院的认识和理解开始产生了较大分歧，小部分学界专家和政府决策层官员根据新公共管理理论认为，政府不应该是举办公立医院的唯一主体，除政府以外的其他社会主体均有举办公立医院的责任和义务。在他们看来，尽管作为公众利益的代言人——政府，有责任和义务投资医院和办好医院，但是在医疗服务资源较为短缺和医疗服务市场化的社会转型时期，如何提高医疗服务资源的利用率才是化解当前乃至今后很长一段时间内国人就医看病难题的关键，因此，他们极力主张改革公立医院的现有运作机制（如实行管办分离、改变部分公立医院的运营性质——变非营利性为营利性等）、缩减政府办医院的数量（如解散、撤销、兼并一部分公立医院）；对因改革而导致的医疗服务供需矛盾，可以由其他社会主体举办非营利性的医院来加以化解。之所以有如此观点，一方面在于他们对公立医院之"公"的理解——公立医院的"公"乃"公共利益"也，所以，无论什么样的社会主体投资办医院，只要不以营利为目的，就可以称之为公立医院；另一个方面，他们认为在社会生产资料部分私有化的今天，其他社会主体在获取生产资料的同时，理应承担相应的社会责任，而举办非营利性医院就是其承担相应社会责任的一种具体表现。针对上述观点，国内学界和实践界亦有持与之完全相佐的看法，在他们看来，唯有政府才有实力和能力举办公立医院，唯有政府举办的医院才能坚守住公益性宗旨和有效化解市场机制不完善条件下的医疗服务可及性与公平性差的难题。他们之所以有如此看法，因为他们认为非政府主体举办的非营利性医院，无法在激烈竞争的医疗服务市场中得以生存和发展。在他们看来，即便有部分非政府主体投资举办了一部分非营利性医院，但艰难的生存环境（如医疗服务定价机制的非市场作主等），使他们在真实世界中不得不改变经营性质，因此，把非政府主体举办非营利性医院作为解决我国当前公益性医疗服务供需矛盾的另一重要主体，尽管存在理论上的可能，但在物质条件还相对匮乏的今天，期望非政府主体举办非营利性医院或所谓的公立医院来化解我国当前医疗服务的供需矛盾，无异于痴人说梦。

为统一人们对公立医院的认识并使我国医疗卫生体制改革顺利进行，我国政府于 2000 年在《关于城镇医疗机构分类管理的实施意见》[①]（简称《意见》）中提出：我国将对医疗机构分为营利性和非营利性两类进行管理。营利性医疗机构是指医疗服务所得收益可用于投资者经济回报的医疗机构。而非营利性医疗机构是指为社会公众利益服务而设立和运营的医疗机构。其中，该《意见》的第一款第 1 条明确指出，政府不举办营利性医疗机构；第三款第 2、3、4 条亦明确指出，社会捐资兴办的医院、企事业单位设立的为本单位职工服务的医疗机构、社会团体和其他社会组织举办的医疗机构，根据其运营性质均可以定为非营利性医院。除此之外，对非营利性医院的财政补贴，国家又决定将"根据医疗机构的性质、社会功能及其承担的任务，制定并实施不同的财税、价格政策。如对政府举办的非营利性医疗机构由同级财政给予合理补助，并按扣除财政补助和药品差价收入后的成本制定医疗服务价格；对其他非营利性医疗机构不享受政府补助，医疗服务价格执行政府指导价"。

综上所述，本研究认为，所谓公立医院，实质上是指由不同社会主体举办、并为社会公众利益服务而设立和运营的非营利性医疗服务机构。该类机构不以营利为目的，其运营收益主要用于弥补医疗服务成本，实际运营中的收支结余只能用于自身发展（如改善医疗条件、引进技术、开展新的医疗服务项目等）而不能用于他途（如利润分红或所谓的投资回报等）。[②] 尽管本研究所认定的公立医院之内涵与外延得以扩展，但由于我国非政府主体所办的公立医院十分稀缺，因此，本研究所调查的医院均为政府投资举办的非营利性医院，也就是通常所说的公立医院。

（三）医院适宜规模

一般认为，医院规模是指医院的构成要素范围及其边界值，常用"大、小、中等、比例"等形容词或量词表述。如某某医院的病床规模达到了3000 张，某某医院的医护人数规模仅为某某医院的 1/6 等。根据规模经济的一般原理——规模越大，成本越低，利润越高之理论，医院规模似乎亦可

---

① 卫生部：《关于城镇医疗机构分类管理的实施意见》，http：//www. china. com. cn/ chinese/ zhuanti/yg/933909. htm

② 高焕喜，吴炜峰：《机制、机制形成和我国城乡统筹机制形成》，《华东经济管理》2007，（9）：62—65.

无限扩大。但是，通过对医院规模效率的实证研究后发现，现实情况并没有体现出规模越大规模报酬越高之规律，而是随着医院的规模不断扩大，医院规模的报酬规律最终表现为递增、不变和递减的倒"U"形。换言之，即医院规模并不是越大越好，也不是越小越好。实践证明，当医院规模过小时，医疗服务产品的供需矛盾——供不应求就会爆发；当医院规模过大时，医院所生产的医疗服务产品就将供过于求，从而造成医疗服务资源严重浪费。因此，寻求一种既能使医疗服务资源得到最大限度利用，又能满足人们对基本医疗服务产品需求的规模医院，即本研究所要探讨的医院适宜规模是十分必要的。这里需要引起注意的是，尽管医院规模的探讨一般从纵向和横向两个层面进行，但本研究所探讨的医院适宜规模，不仅仅指单体医院横向生产规模的适宜度和单体医院医疗服务的纵向一体化（即微观层面的医院规模——从病患的诊断到治疗结果所包含的整个医疗生产的纵向链条的数量），它同时包括区域医院系统的生产纵向一体化。简言之，即本研究所探讨的医院适宜规模，包括单体医院适宜规模的探讨和区域医院服务系统纵向一体化规模（即宏观层面的医院纵向规模——其中重点探讨政府要举办多少公立医院、如何布局等才为适宜等）的探讨。

（四）公立医院财政补偿机制

"机制"一词的英文"mechanism"源于希腊文"mechane"，其原意是指机械的结构及其工作原理。如果仅从该词的本意划分其所属学科，机制一词应归属于工程学概念。但自 20 世纪 40 年代美国科学家维纳提出控制论以后，机制一词就被广泛引用到了社会科学的各个领域。如人类学、社会学、经济学、政治学、管理学、社会医学等领域在各自研究中均有借用这一概念。社会科学领域中的机制内涵，已远远超出了工程学领域中的机制内涵，它泛指事物的内部结构及其运行规律。其主要内容包括机制的构造、机制的功能、机制的作用机理、机制的形成思路以及机制建立的形式和载体等。[①]医院财政补偿机制，作为社会科学领域中"软件制度性机制"[②]的一种具体

---

① 陈静漪：《中国义务教育经费保障机制研究》，《东北师范大学》2009.5：22—23
② 任益炯：《基于系统动学的我国医院补偿机制模型构建和政策试验研究》，《第二军医大学》2008.4

表现，要厘清其内涵，首先掌握一个最基本的概念——财政补偿。所谓财政补偿，是指国家财政为实现特定的政治经济和社会目标，以国家为主体兼各社会团体机构，对基于社会公共利益的受灾或受损方由国家给予的经济补偿。依据该概念推论，所谓的医院财政补偿是指国家兼各类社会团体机构，对基于医院为国民提供免费或低价的医疗服务产品而导致医院财务亏损而由政府给予的经济补偿或补贴。这里需要注意的是，根据我国对医疗机构类型的划分和对医疗机构实施分类管理的有关文件精神——公共财政仅仅针对于政府举办的非营利性医院进行经济上的补偿，对于非政府组织或其他社会主体举办的非营利性医院，不享受政府的财政补助，且这些医院只有在执行政府规定的医疗服务指导价格时，才享受相应的税收优惠政策，因此，这里所指的医院，仅指政府举办的非营利性医院（即公立医院）。综上所述，本研究认为，公立医院财政补偿机制可定义为：国家为确保公立医院的公益性本质和公立医院的可持续发展，从而有效缓解国人因就医看病问题而引发的各种社会矛盾，根据公立医院为国民提供免费或低价医疗服务产品（即基本医疗服务产品）的情况，利用其掌握的公共财政资源，对公立医院所消耗的各类医疗服务资源或经营性亏损等进行弥补、充实的方式与途径。其基本功能或主要作用就是保证医院在经济活动中的物化劳动和劳动消耗得到足额补偿，从而满足医院简单再生产和扩大再生产的需要。

二、我国政府办公立医院的理论依据及其责任边界

（一）政府办公立医院的理论依据

1. 社会契约理论：保障广大国民的生命健康权

社会契约（Social contract）作为一种概念，主要用于解释社会个体、群体和政府之间的适当关系。洛克在探究政府起源时声称，政府是人们契约的产物。政府之所以成为政府，并拥有强大的公权力，主要在于"人们在自然状态下的自由、平等、生命和财产等权利，没有一个大家公认的尺度来判决人们之间的冲突，没有一个公正的、有权根据成文法来裁决一切纷争的仲裁人而使之得到有效保证，于是人们通过约定，把部分权利让渡和委托给政

府，并让政府来保护他们在自然状态下所拥有的权利"[1]。虽然洛克为论证自己的学说，虚构了一个所谓的"自然状态"，并被马克思主义者质疑其是否存在的问题，但这并不影响政府是契约产物的实质。恩格斯在《〈法兰西阶级斗争〉导言》中明确提出："一切现代国家，均是一种契约的产物。"[2]缔约双方包括政府与人们，人们与政府的契约是一种信托关系，受托方（政府）应当根据委托方（人们）的利益行事，委托方则必须遵从受托方的权威。如果受托方违背了这一契约所规定的义务，则委托方有权收回自己的委托。据此推论，政府实质上是公民权利实现的工具和手段。

涉及公民权利的内容很多，其中生命健康权是公民权利中最根本的权利之一。我国《民法通则》中明确规定："公民享有生命健康权。"之所以如此，是因为生命健康权一旦失去，公民的其他任何权利就将失去意义，因此，我国政府自成立之日起就把保障公民生命健康权当作自己的一项重要职责。然而，问题的关键并不仅仅是政府在理念上对其职责的确定，更重要的是在行为上以怎样的行动来履行好这一职责，基于此，我国政府于 20 世纪 50 年代初建立了以公立医院为核心的三级医疗卫生防护网。在特定历史时期，该防护网对保护人们生命健康所起的作用，较好地体现了当时政府的履约、履责能力，但是，随着改革开放进程的深入推进，建国初建立的这种防护网不仅对人们生命健康的保护作用开始逐步削弱，而且人们对政府在该方面的履责能力亦开始质疑，其突出表现在：公立医院因追逐经济利益而呈聚集发展趋势所导致的医疗服务不公平现象时有加剧，"因病致贫、因病返贫"现象没有得到有效控制，医患矛盾呈愈演愈烈之势等。为有效保障我国公民的生命健康权，本研究认为，政府除借助法规来保障公民的生命健康权不受侵犯外，当前最重要的手段是对公立医院服务体系进行重构。重构内容包括公立医院的规模、数量、布局、监管机制等。

2. 公共产品理论：满足国民对公共卫生产品和基本医疗服务产品的需求

公共产品理论是新政治经济学的一项基本理论，它从定义社会产品的角度出发，深入探讨了政府与市场在生产、提供公共产品时的职责边界。该理

---

[1] 洛克著：《政府论》，瞿菊农，叶启芳译，北京，商务印书馆 . 1982.11
[2] 恩格斯：《马克思恩格斯选集》第二版第 3 卷，北京：人民出版社 . 1995

论认为，作为一种在效用上不可分割、在消费或使用上具有完全非竞争性和在受益上具有完全非排他性特征的产品（即纯公共产品），只能由广大公众的利益代表言人——政府利用其掌握的公共资源来生产，并利用掌握的公权力来配置，否则，该产品就有可能偏离它的公益性和公平性本质，并逐步成为市场逐利的工具。对于在效用上和在消费使用上非竞争性和非排他性不完全的产品（即准公共产品或混合产品），虽然政府可以交由市场生产，但由于存在"市场失灵"而其难以达到帕累托最优。如果仅由私人部分通过市场提供就不可避免地出现"免费搭车者"，从而导致哈丁（1968）所指的"公地悲剧"①。为解决市场机制在公共产品领域中的这一难题，并尽可能实现全体社会成员的公共利益最大化，公共产品理论认为，政府介入是最可靠的途径之一。

按照萨缪尔森在《公共支出的纯理论》②中对公共产品的定义和我国国情，当前我国医疗卫生服务产品中的公共卫生产品归属于（纯）公共产品范畴，原则上应由政府负责生产和提供。基本医疗服务产品则应归属于准公共产品的范畴（之所以把基本医疗服务划归到准公共产品范畴，是因为其在消费上虽然可以排他，但其效用的外溢性，决定了其需求不仅仅是私人需求，同时还具有公共需求的性质，因此，其理应列入准公共产品的范畴。③对于这类准公共产品，在市场体制下，政府虽然可以让市场生产，但市场机制的内在缺陷决定了市场不能成为这类产品的主要提供者。这种内在缺陷主要表现在三个方面：一是市场对无利可图或微利的基本医疗服务产品的投入意愿很低或根本没有；二是即使市场有意愿介入基本医疗服务产品中的部分产品或绝大部分产品，但如果仅靠市场机制来约束他们的行为，则很容易造成其在所介入的领域形成市场垄断或加剧该类产品市场的无序竞争，从而导致该类产品难以广大国民对其的需求；三是对于涉及范围广或技术难度高的基本医疗服务产品，市场在财力、人力物力和技术力量上均难以信任（如对AIDS的防治等）。此外，公共卫生产品和医疗服务产品直接关系到广大公

---

① Garrett Hardin. *The tragedy of the Commons*. *Science* 1968（162）：1243－1248

② Paul A. Samuelson. *The Pure Theory of Public Expenditure*. *The Review of Economics and statistics*，Volume 36，Issue 4（Nov，1954），387－389

③ 陈文辉：《论医疗卫生的公共产品特性及其实现》，《宁波大学学报》2007，2

众的生命安全与身心健康，同时也直接关系到政府的合法性根基的稳固，因此，政府有必要通过举办公立医院来为广大国民提供属于纯公共产品的公共卫生产品和准公共产品的基本医疗服务产品，从而在真正意义上保障国民对该类产品的需求。

3. 福利经济学理论：增进人们的社会福利

福利经济是现代西方经济理论的一个重要组成部分，它是指由国家以及各种社会团体通过各种公共福利设施、津贴、祖、社会服务以及各种集体福利事业来增进福利，以提高社会成员生活水平和生活质量的社会保险、社会救助和社会保障形成的一种经济。该理论认为，衡量一个社会的经济状况，要以是否提高社会福利为标准，否则，无论该社会 GDP 的增长速度如何，均不可能是一种良性发展的经济。基于此，联合国提出经济发展的最终目的是增进社会福利和经济福利。社会福利包括的内容十分广泛，它不仅包括生活、教育、医疗方面的福利待遇，而且包括交通、文娱、体育、欣赏等方面的待遇。其中，公共医疗卫生服务被人们认为是最大的社会福利之一。之所以如此认为，主要在于人们在为社会经济发展做出贡献的同时，健康的耗损亦随之增大。因此，享受良好公共医疗卫生服务、拥有健康是人们对政府的重要诉求。

此外，从公平的视角看，享受公平的公共医疗卫生服务或者政府保证人们尤其是最低收人群享有公平的公共医疗卫生服务，关系到整个社会的福祉和有利于整个社会的公平。之所以有如此观点，主要在于人类社会在发展经济的过程中无论采用自由放任的市场主义还是国家全面干预主义，都有可能无法消除贫困和维护社会公平，换言之，即无论医疗服务市场采用自由放任的市场机制还是国家全面干预机制，均难以保证人们能公平地享受到良好的医疗卫生服务和拥有一个健康的体魄，因此，向人们提供公共医疗卫生服务这种福利就成为政府一种责无旁贷的责任。而这种责任的实现，则大部分依赖于政府举办公立医院。如，在市场经济条件下，政府在应对重大自然灾害和重大公共卫生事件的处理上，尽管可以采用强制措施要求私立医院参与处理，但是市场机制的内在缺陷，使其不可能倾尽全力参与救治，而公立医院则不一样，其公益性宗旨使其不得不倾尽全力化解这些危机，从而使人们在享受公共医疗卫生服务这种福利院上获得最大的公平。

4. 力资本理论：积累发展资本的需要

创立于 20 世纪 60 年代的人力资本理论，突破了传统理论中的资本只是物质资本的束缚，将资本划分为人力资本和物质资质资本，开辟了关于人类生产能力的新思路。所谓物质资本是指现有物质产品上的资本（如厂房、机器、设备、货币等），而人力资本则指人身上的资本，它表现在蕴含于人体之中具有经济价值的知识、技能、工作经验和健康素质的存量总和。该理论认为，在经济增长中，人力资本的作用大于物质资本的作用。之所以如此认为，是因为作为"活资本"的人力资本，具有创新性和创造性。同时，该理论还认为，人力资本的核心是提高人口质量。提高人口质量，既包括提高人体在知识、技能和工作经验方面的存量，也包括人体健康素质的存量。其中，健康存量决定着知识和技能的获取，以及个人花费在所有市场活动和非市场活动上的全部时间、有效劳动时间和劳动生产率。[①] 然而，人体健康存量与其物质存量一样，它会在人的生命活动过程中逐渐消耗，换言之，即人体的初始健康存量会随着年龄的渐长而折旧，据此，我们认为，政府在积累人力资本的过程中，除加强对教育的投资外，还必须加强对健康的投资。

（二）我国政府办公立医院的现实困境及原因

1. 公立医院社会功能定位之困

公立医院社会功能如何定位，不仅影响到公立医院的价值取向，而且影响到公立医院的可持续发展、政府合法性根基的稳固和社会秩序的稳定，因此，自建国以来的任一历史发展阶段，我国政府和国人均十分重视公立医院的社会功能定位。计划经济时代，因国人收入普遍较低，我国政府将医院作为社会主义福利事业举办，并从法律法规和政策上明确赋予了公立医院应承担的社会功能：公立医院接受政府提供的财政预算补贴，向社会提供预防保健、医学科研和培训等公共卫生服务，向全体人民提供低收费医疗卫生服务，并设立"解决群众欠费基金"等专项财政补助，为贫困人群提供医疗费减免。[②] 公立医院在计划经济时期的这种社会功能定位，虽然较好地发挥了

---

① 朱玲：《投资与人力资本理论》，《经济学动态》2002，83
② 石光、卢建海、冯燕清、刘双喜、李静、刘秀颖：《公立医院改革与社会功能关系的探讨》，《中国卫生资源》2003.6（3）：99—10

公立医院保障全体国人获得基本医疗卫生服务的作用，但是，政府过分强调医院福利性所导致的后果是：公立医院服务能力差、服务质量和服务效率低。改革开放以后，国人的收入开始逐步提高，我国政府开始规定公立医院只是执行一定福利政策的公益性事业单位，并以此降低了政府对公立医院的财政支持力度，尤其是 20 世纪 90 年代我国政府对公立医院"给政策不给钱"的市场化道路，不仅使公立医院的社会功能出现弱化趋势，而且在很大程度上迫使公立医院放弃部分社会功能以求超额利润。该时期与计划经济时期公立医院所承担的社会功能的最大变化在于：公立医院所提供的预防保健服务、医学科研和培训等公共卫生服务不再全部免费，向国民提供低收费的医疗卫生服务亦仅限于基本的医疗卫生服务，同时，亦不再保留"解决群众欠费基金"。公立医院在该时期内社会功能的这种定位所造成的结果是：公立医院服务的可及性和公平性程度大大降低，本就稀缺的公共医疗卫生资源浪费严重，公立医院的公益性流失严重等。为力促公立医院公益性回归，并进一步提高公立医院的服务效率，有效缓解我国公共医疗卫生服务产品的供需矛盾，我国政府于 2009 年又开始了新一轮医改。近四年来，新医改虽然取得了一定成效，但因为公立医院社会功能的定位不够清晰而使改革步履蹒跚。尽管我国政府在新改革方案中提出了公立医院承担社会功能的指导性建议，但是具体到不同地区、不同类型的公立医院应当承担什么社会功能并如何保证其社会功能实现却并没有标准和可操作性的方案，从而使一些公立医院仍然假借"公利"之名行"自利"之实，进而使上一轮医改的积弊依然没有得到根本性缓解，因此，我国政府应当尽快科学定位公立医院的社会功能。

2. 公立医院财政补偿与融资拓展之困

公立医院资金大量缺口是近年来困扰我国政府办好公立医院的一大难题，因此，如何拓展筹资渠道并筹措更多的资金办好医院，就成为当前研究的热点。一般认为，公立医院筹资渠道的理想构成有四：一是政府的财政预算，二是医院的服务性收费，三是社会捐赠，四是社会资本的入驻。但是，在现实生活中，这种理想状态的融资却很难实现。因为不同时期有不同社会治理模式对公立医院的筹资有着不同的社会规范。建国初期，由于我国政府对公立医院实行"统收统支"的财务管理办法，以及后来对医院实行"全额管理、差额补助"的财政政策和国家关于社会主义建设的指导思想与法则，不仅使公立医院没有自主经营权，而且几乎阻止了社会资本进驻公立医院。至如医院的服务性收费和社会捐赠方面，由于当时国家有关医疗服务收费政策的象征性和国民因普遍贫困而无钱捐赠，所以，在该时期内，公立医院在该方面所获得的收入几乎等于零。改革开放后的前二十余年（1978－1996），由于社会主义市场经济体制的初步建立，国家开始对公立医院进行大刀阔斧的改革，其中1992年的"拓宽卫生筹资渠道，完善补偿机制，扩大医院自主权，兴办医疗延伸服务的工副业或其它产业，以工助医，以副补主"的医疗卫生事业政策，加快了公立医院服务的市场化道路，并吸引了部分社会资本进驻医疗服务领域（如公立医院科室私人承包等），但问题的关键是，这种"放权让利"的改革虽然调动了公立医院创收的积极性，减轻了政府的财政负担，但是因缺乏完善的筹资机制和基于成本效益原则的绩效评价机制等，不仅造成了公立医院的"企业性"越来越强，而且使国民"看病难、看病贵"现象越来越成为一种常态。而近二十年（1996－至今）来，政府除了加强对公立医院投入力度以外，还在政策法规上鼓励社会资本积极进驻公立医院，鼓励个体积极参加社保和新农村合作医疗，并于2000年明确规定"非营利性医院以定项补助为主，由同级财政安排"。政府的这些政策性规定，从表面看似乎拓宽了公立医院的筹资渠道，但由于没有可供具体操作的方案而在实事上成为空谈。纵观当前的公立医院改革，一些地方在引导社会资本进驻公立医院确实做了不少努力，并成功地对医院产权结构进行了改制，且取得了一定的经济效益，但改制后的医院因激烈市场竞争而没有坚守住公益本质，从而在事实上加重了国民医疗服务负担，如江苏宿迁医改的失败就是很好的明证。至如源自社会各界的捐助，则因为绝对量过小和具有很大的不确定性，因而其对于公立医院大量缺口的资金来说无异于"杯水车薪"。

3. 公立医院发展规模及布局之困

新中国成立后建立的以公立医院为中心的三级医疗卫生防护体系，曾被世界卫生组织誉为用最少的钱解决最大健康问题的成功典范，但是，这种成功典范却随着我国社会经济的发展和政府对医疗服务体系改革理念的转变光芒不再。究其因，主要在于政府认为在社会主义市场经济体制下，原防护体系中的公立医院服务效率和服务质量太低，不仅无法满足国人对公共医疗服务越来越多的需要，而且使政府的投入无法获得最大的回应，因此，需要按市场法则对公立医院规模进行改革。根据市场法则中的规模效应原理，扩大公立医院规模不仅有利于提高其服务效率和服务质量，而且能增加其市场竞争力，所以，政府在深化公立医院改革过程中，把扩大公立医院规模作为提高医疗服务效率与质量的有效途径。然而，在现实中，这种以扩大公立医院规模求效应的理念和行为，虽然使医院在经济效益上获得较好的回报，但医院本应体现的社会效益——服务的可及性与公平性却相较原防护体系中的公立医院更差。是什么原因导致这一结果？原因众多，其中最主要原因是政府偏向于医院横向规模的扩展（如2000张以上病床的公立医院在我国大中城市已屡见不鲜）。但众所周知，进行横向规模扩展后的医院，势必影响到其周边较小规模医院的经营绩效和社会功能的发挥。当较小规模公立医院在激烈市场竞争中无立足之地之时，它就会随之解体或消亡，这样一来，公立医院服务体系在纵向上的规模就会随之萎缩，如建国初建立的三级医疗卫生防治网底——以人民公社为单位的乡镇卫生院，在20世纪90年代末就已解体或被兼并，三级防治网中的底层防治网，仅保留原县辖行政区内的地区医院（现已更名为"×××县第××人民医院"）。公立医院服务体系在纵向规模上的萎缩，自然造成公立医院网点在空间上的非均衡布局。据统计显示，目前我国拥有200张以上病床规模的公立医院，有近2/3集中在人口密度较大、经济较发达的大中型城市，而对于地广人稀但人口又众多的广阔农村或山区，则还不到1/3，即使一些地方有200张以上病床规模的公立医院，亦因没有高、精医技人才和医疗设备而使其服务的辐射范围极其有限。而公立医院在规模和布局上的这种非均衡发展，事实上造成了公立医院在基本医疗服务提供上的可及性和公平性较差（如交通距离、服务价格等上的不公平），因此如何平衡发达地区与落后地区或欠发达地区公立医院的规模发展与布局，成为当今困扰政府的又一难题。

4. 公立医院运营监管之困

2010年，国务院批准颁发的《关于公立医院改革试点的指导意见》指出："健全公立医院监管机制，实施医院信息公开，完善公立医院绩效考核，加强医疗安全质量和经济运行监管"，"建立社会多方参与的监管制度，充分发挥社会各方面对公立医院的监管作用"。根据文件精神，我国各级政府亦于近三年内制定出了一系列加强对公立医院监管的政策措施，取得了一定的成绩，但也存在很多的问题。其中最主要的问题有三个：一是政府对公立医院监管存在一定的随意性。政府监管的随意性主要表现在：政府在监管过程中对所要监管的目标进行随意更改和对监管目标的随意评价。之所以如此，主要在于政府没有为公立医院制定一个明确、可行的可测量目标，再加上监管者的一些主观因素，从而使其所监管的目标出现多重化，目标与目标之间的矛盾化，以及监管结论的模糊化。二是多职能部门的监管行为重叠。据调查显示，目前对公立医院运营进行监管的政府职能部门多达9个，其中大部分职能部门在监管过程中存在行为重叠的情况，如财政部门与审计部门对医院财务监管，卫生部门与组织部门对医院领导权力的监管等。分析这种情况产生的原因，主要在于政府对公立医院的监管体制存在问题，也就是说，是现有体制缺乏对政府职能的监管职能进行明确的界定而导致各部门之间的监管行为重叠。政府职能部门的监管权力分散和监管行为重叠，最终导致监管的总体效果差。三是政府监督和社会监督存在利益冲突。公立医院作为特殊公共产品的生产者和提供者，因其直接涉及到国人的生命安全与健康，因此，其除接受政府职能部门监督外，还应接受社会各主体的监督。然而，在现实中，作为公立医院投资与经营管理主体的政府，基于自利性诉求而并不情愿接受来自社会的监督，即使偶尔有来自社会的批评声，官方也会及时利用其所掌握的所谓权威技术声明而加以遮掩，当所谓技术权威不再之时，偶尔还会动用暴力机器来加以控制。如医患纠纷，医院药品价格虚高、医院收入的再分配等。除此之外，甚至学者分析认为，导致公立医院监管困难的关键原因在于政府对公立医院关键信息的"垄断"。这里的关键信息垄断，是指政府对每个公立医院的具体财政补贴、人力与物力资源配置、药品采购流程及高价采购的原因、医患纠纷中的关键性医疗技术等信息，政府与社会、医院与个人间存在的信息不对称。公立医院关键信息与社会监管或监督主体之间的信息对称与否，不仅直接关系到监管或监督公立医院的整体效果，而且直接影响到公立医院的生存与可持续发展。但是，要真正做到信息对称，不是一件很简单并能在短期内解决的事情，它与国家社会治理理念、国家政策、国民文化素质水平等有着重要关联，因此，我们认为，政府的当务之急是建立一个全开放的公立医院信息共享平台，从而便于各社会主体对公立医院和运营行为进行有效监督。

（三）政府办公立医院的责任边界

1. 加快政府管理理念和政府职能转变，科学定位公立医院社会功能

理念是行为的先导，行为是理念的具体体现。一个高效、成功且负责任的政府，应当是一个在任何时候、任何社会领域均具先进管理理念和采取积极管理行为的管理者。然而，当前我国政府办公立医院的上述困境表明，政府在举办公立医院理念上不仅存在着一定的滞后性，而且在管理行为上存在着一定的消极性。具体表现在：对公立医院的完全市场化理念和对公立医院投入只给政策不给钱、对公立医院在经营与监管上既"当运动员，又当裁判员"的行为等，不仅削弱了公立医院的社会功能，而且使人们对政府办好公立医院的能力产生质疑。基于此，我们认为，突破政府办公立医院上述困境的首要点是革新政府对公立医院的管理理念和转变对医院的管理职能或管理行为。也就是说，政府要在理念上抛弃对公立医院进行完全管控和完全市场化的改革思路，在坚持民本主义治世原则的基础上，彻底转换政府的社会角色——从管制者角色转换到服务者角色，从行为上把维护广大国民的身心健康作为其办公立医院的逻辑起点，并在整个服务过程中，做到行为规范、决策明确、合法、公平与高效，从而为科学定位公立医院社会功能奠定基础。

2. 加大和规范公立医院的财政投入，引领社会资本入驻公立医院

众所周知，我国公立医院能否实现其可持续发展和落实其公益性本质，关键在于其是否拥有足够的运作资金。然而，由于我国政府对公立医院的财政投入严重不足（仅占公立医院总收入的约10％）和对民营资本的限制性进入（如控股权在政府）等，致使当前我国公立医院运作资金大量缺口，即使其想实现其公益性本质也有心无力。基于此，卫生部副部长黄洁夫和大多数公立医院的院长认为，公立医院的全部运作资金应当由政府拨付，医院仅负责给百姓提供优质、低廉和高效的服务，只有这样，才能从根本上解决公立医院的公益性流失和缓解人们"看病难、看病贵"问题。黄部长的观点固然有道理，但在我国社会主义市场体制还不完善的前提下，如果对公立医院的投入不进行规范，或盲目增加公立医院的投入额，那么，这一做法不仅会造成公立医院服务效率和服务质量低下，而且会使公立医院失去其市场竞争

力。因此，我们认为，当前我国政府应在定位公立医院社会功能的前提下，根据国人对纯公共医疗卫生服务产品的需求进行财政预算，而不是包揽公立医院的所有运作资金。至于生产准公共医疗卫生服务产品或非公共医疗卫生服务产品所需要的资金缺口，则完全可以用制度性安排来加以解决。如制定优惠税收政策、改革医院产权结构等来吸引社会资本进驻公立医院系统。社会资本之所以愿意进入公立医院系统，是因为其享受了社会发展红利或处于资本闲置状态而有较为强烈的回报社会或投资社会公益性事业带来丰厚无形资产的意愿或愿景。社会资本的介入，既能有效解决公立医院的资金缺口问题，又能扩大公立医院的惠及面，同时还能有效提升公立医院的市场竞争力。

3. 确定医院发展适宜规模和网点布局，提高医院服务的可及性与公平性

根据规模经济理论，当公立医院处于最佳效率与效益规模上运营时，公立医院所投入的成本最低，所产出的经济效益与社会效益最大。在这种观点的支持下，当前学界和实业界均在努力寻求公立医院最佳（优）规模。然而，实践证明，确定一个普遍适用于各历史时期、各地区、各不同环境的公立医院最佳（优）规模只是一种徒劳。这是因为医院规模经济受多种因素的影响（如疾病谱变化、人口健康状况及对医疗服务需求、经济和文化发展水平、政府管理理念与管理模式、医学技术、自然地理状况与基础设施建设等），而这些影响因素又并非长期处于静止状态，所以，一个普遍适应的公立医院最优规模并不存在。除此之外，依据西蒙的决策理论，也不可能寻求到医院最优规模。因为人的能力的有限性和影响医院规模发展因素的动态性使其在设计医院规模方案时，不可能罗列出所有方案，也难以罗列出所有影响医院规模经济的因素和难以处理好影响医院规模经济的一些隐性变量，因此，我们认为，公立医院规模在实践过程中只存在满意规模。这里的满意规模，即所谓的适宜规模，它是指公立医院规模大小在纵向上能满足域内人群的基本医疗卫生服务需求，在横向上既与其外部环境相适应，又与其自身发展的内在要求相吻合。换言之，即公立医院在纵向规模（数量规模）上要与域内人口所处的地理位置、人口密度、疾病种类、医疗卫生资源、人群对基本医疗卫生服务的需求等相匹配，在横向规模（即组织规模）上既要符合公立医院的本质要求，又要与域内人群的基本医疗卫生服务需求、人口密度、

经济发展水平相一致，还要与医院自身环境设施与周边医疗资源相协调、医疗人才承受能力发展的内在要求相吻合等。基于此，我们认为政府要想实现公立医院的公益性本质回归，并保持其可持续发展的关键要素之一是确定其适宜规模。除此之外，政府还应对当前公立医院布局所引发的医院服务可及性与公平性差问题进行反思，并重构公立医院服务网络。因为研究显示，当前我国公立医院的数量已足够大，之所以仍出现服务可及性与公平性差的主要原因在于公立医院的不合理布局（这种不合理性前文已述，主要体现在公立医院呈聚集发展态势）。基于此，我们认为，打破公立医院的非均衡布局，并依据域内居民医疗卫生服务需求、疾病种类、人口地理分布与交通设施状况、以及医院规模及服务能力等重新布局公立医院服务网点，从而使公立医院的可及性与服务性尽可能得到最大化。

4. 加强公立医院监管体系建设，促进公立医院走科学发展之路

造成当前我国公立医院发展困境的原因众多，其中较为凸显的一个原因是缺少一个基于公平规则和透明程序的医疗卫生服务监管体系，因此，学界和业界均认为，进一步完善医疗服务监管体系，不仅有利于引领社会资源进驻公立医院，而且有利于促进医院间的公平竞争和提高公共财政资金的效率，保证医疗服务质量与维护消费者权益，进而促进公立医院走上公平与效率兼顾的科学发展之路。2010年，国务院批准颁发的《关于公立医院改革试点的指导意见》[①]（简称《指导意见》）中亦明确提出要"健全公立医院监管机制，实施医院信息公开，完善公立医院绩效考核，加强医疗安全质量和经济运行监管"和"建立社会多方参与的监管制度"。尽管如此，但是如何完善我公立医院服务监管体系却并没有可供具体操作的方法或模式，基于此，我们在借鉴国内外研究者和业界精英的观点的基础上，结合我国公立医院发展实情分析后认为，完善公立医院服务监管体系可从以下三个方面着手：一是完善与公立医院服务相关的监管法规，以期从制度上保证医疗服务监管的相对独立性，避免监管受各种因素影响而造成监管结果扭曲，同时，在制度上明确监管主体的权力、义务和责任，避免监管权力寻租；二是培

---

① 卫生部等：《关于公立医院改革试点的指导意见》，http://baile.baidu.com/ link? url=adsjl1iJjDQaddkVcY6lm30zSuk6Sa4CDvp _ 61c8z0uUh48aOmbyGEc3Y6NHl kj － UjQoINdIM － JX-HR5kSyKI－Bq

育、扶持民间监管主体，调整公立医院服务监管格局。根据公共管理理论，作为由纳税人投资办的医院，理应接受纳税人的监督，也就是说无论纳税人是作为个体还是作为社会团体，均是公立医院服务监督的主体。然而，在我国公立医院服务监管的当前格局中，对我国公立医院起根本性监督作用的主体却仅为政府卫生行政部门和与政府有着千丝万缕关系的社会第三部门（如医疗保险经办机构和半官方性质的行业协会等），其他社会个体或非政府组织在当前格局中并没有起到应有的制衡作用。《指导意见》中提出："建立社会多方参与的监管制度"表明，要想保障患者权利和促使公立医院走科学发展之路，就必须积极培育和扶持民间监管主体，并对我国医疗服务监管格局进行重新整合。三是完善公立医院的财务监管体系。公立医院较为稳定的运营资金主要源于政府财政预算补贴，因而一些公立医院并没有按照国家有关财务管理的严格规定使用资金，从而造成医疗卫生资源的巨大浪费（如当前公立医院为争取更多的病源，不顾医院自身实力和病源、病种、区域医疗卫生服务需求等客观事实而盲目购置大型医疗服务设备，盲目扩建医院规模等造成的经济损失），更有甚者，一些公立医院还私设小金库，挪用专项基金中饱私囊等行为，导致公立医院财务运营日渐维艰。基于此，加强政府对公立医院财务监管成为必然。加强监管可以从两个方面入手：一方面，加强医院内部审计和上级财务主管部门及审计部门的检查与审计，并对违规者进行追责，以警后尤；另一方面，引入社会第三部门对医院财务运营进行定期评估，并把评估结果通知医院本身及其上级主管部门，且在必要时允许其向全社会公布，以此促进公立医院运营规范化和科学化。

三、公立医院规模设置的理论依据

（一）交易成本理论：公立医院纵向规模设置的关键理论

交易成本理论是由美国经济学家罗纳·科斯（Ronald·Cosas）在《企业的性质》一书首次提出的、用来分析企业空间和对外直接投资的理论。该理论又称为交易费用理论。所谓交易费用，是指产品或服务从一个单位转移到另一个单位过程中产生的所有成本与代价。它由搜索成本、谈判成本、签约成本与监督成本等构成。该理论认为，企业的规模取决于市场交易费用与企业协调成本的比较。当前者大于后者，生产活动就会在企业内部解决，这时企业规模随之扩大。当前者小于后者，生产活动就势必在企业外部寻求解决之道，企业规模亦可能随之缩小。只有当企业利用市场交易的边际成本等于企业协调成本的边际成本之时，企业的规模才为最优规模或所谓的适宜规模。据此，泰勒尔在《产业组织理论》中认为，交易费用理论中的企业规模，其实质就是指企业的纵向规模[①]。企业纵向规模的扩张主要通过纵向一体化来实现。企业纵向一体化，是指沿产业链占据若干环节的业务布局，因此，其又称为垂直联合或纵向联合。《经济学大辞典》中对企业一体化的解释包含两个层面的意思："一指企业的现存状态，即指单个企业向某种产品的生产和销售各阶段的延伸程度。二指行为，即指企业通过纵向合并或建立新的生产或销售组织进入另一个加工或销售阶段的行为。"通俗解释是指生产工序处于上下游关系的两个企业的合并（李元旭，2000），或者说同一种最终产品的多个生产阶段或生产环节集中于一个企业中或者说被置于统一所有权之下的一种合并模式。[②] 它是企业在两个可能的方向上扩展现有经营业务的一种发展战略，它包括前向一体化和后向一体化。

所谓前向一体化战略是指企业自行对本公司产品做进一步深加工，或者对所拥有的资源进行综合利用，或者建立自己的销售组织来销售本公司的产品或服务。后向一体化战略则是企业自己供应生产现有产品或服务所需要的全部或部分原材料或半成品。企业在发展过程中，是采取前向一体化还是后向一体化战略，即所谓的"自制还是购买"（张维迎，2000），取决于对参与一体化过程中的几种利益的权衡。其中，自制成本与交易成本（或外购成本）的关系，几乎决定了企业的一体化战略决策。如：当市场为企业提供了纵向一体化的任何可替代的选择之时，企业就会根据这种市场关系是否会到信息、制度、协调或其他要挟问题的制约来比较其交易费用与自制成本的利益关系，最终选择是利用市场进行外购（市场选择）还是内部自制（一体化）；当市场不能提供纵向一体化的任何可替代选择之时，企业就只能增加生产环节，或者寻求建立合营或战略联盟，以市场配置资源的手段，避免自

① ［美］泰勒尔著：《产业组织理论》，张维迎总译校，北京：中国人民大学出版社，1997
② 张凤鸣、范一、任斌：《基于交易费用理论的企业边界纵向一体化研究》，《郑州经济管理干部学院学报》2007.22（1）：14—17

制成本或管理成本大于交易费用。[1] 然而，尽管理论上的企业纵向规模（即纵向一体化）且须遵循上述非此即彼的选择规律，但是，企业在现实发展过程中，却更多地表现为扩张（纵向兼并）与收缩（纵向分离）交互进行的局面。[2] 因为交易成本或交易费用理论，只有在理想的完全竞争的市场结构条件下才是正确的，而在不完全竞争市场条件下，企业规模的扩张与收缩的原因十分复杂。

公立医院作为一种服务性社会组织，尽管与企业组织在性质上有着质的区别，但是，在医疗服务市场化条件下，其规模发展则与企业规模发展所依据的理论基础——交易成本理论有着高度的一致性。以我国公立医院为例，当前国家之所以要在每个县建立一所标准的二级公立医院（注，这里专指综合性医院）（即扩大标准二级公立医院的数量规模），并以兼并、撤销、破产等形式缩减部分低效能医院，在很大程度上是基于国家希望降低对医院财政投入的边际成本、提高医院服务效率和缓解国民因就医看病难题而引发的各种社会矛盾。国家对公立医院纵向规模的这种宏观（即空间）设置理念，其最简单的逻辑依据是：假设标准二级医院的产能为 Y，非标准二级医院的产能为 X，并已知 X＜Y，那么，只有当 N 家非标准医院的产能相加才有可能等于或大于 1 家标准的二级医院，用公式可表述为：

$$X_1 + X_2 + X_3 + X_n \cdots \cdots \geqslant Y$$

根据规模效应理论之产量增加、总成本递减和边际成本下降的一般原理，在一定的空间区域内，假设投入总成本不变，那么，分散投入 N 家非标准二级医院所产生的规模效应，必然小于投入 1 家标准二级医院的规模效应，所以，从节省国家对医院的财政投入考虑，在每一个县建立一所标准的二级公立医院（即对医院实施所谓的纵向一体化战略或策略）也就不足为奇。此外，从缓解国民看病贵难题（即从节省国民购买医疗服务产品的费用）和当前二级公立医院的总量及期分布上考虑，缩减部分非标准二级医院，扩大县域标准二级公立医院的数量规模既是必须的，也是可行的。如：

---

① 孙菁，孙逊，郭强：《医院规模的理论分析》，《解放军医院管理杂志》2009，16（8）：763 -765

② 石光、卢建海、冯燕清、刘双喜、李静、刘秀颖：《公立医院改革与社会功能关系的探讨》，《中国卫生资源》2003.6（3）：99-103

假设非标准二级医院"甲"只提供 A、B、C、D 等 4 种医疗服务产品，非标准二级医院"乙"可以提供 A、B、C、D、E、F 等 6 种医疗服务产品，标准二级医院"丙"则可以提供 A、B、C、D、E、F、G、H、I 等 9 种医疗服务产品，且三家医院对于同类服务产品定价和服务质量均一样，各产品间又存在生产链关系，那么，对于一个需要购买其中 8 种产品的患者而言，其可能选择"丙"医院的概率要远远大于其他几家医院。显然，患者之所以有如此选择，主要在于其既可以购买到所需要医疗服务产品，又能节省下一大笔为购买产品而去其他医院所产生交通成本、时间成本等（尽管医保制度已覆盖全体国民，但在当前医保资金有限的情况下，医保资金仅报销基本的医药费，与之相关的交通、时间、住宿、生活成本等不在报销范围之内）。据此，本研究认为，无论从医院的生产链还是国民对医疗卫生的需求，以及减轻国家财政投入负担来看，均有必要对公立医院的纵向一体化战略进行重构。

（二）规模经济与范围经济理论：公立医院横向规模设置的核心理论

规模经济理论作为经济学的基本理论之一，是以研究各种类型的工业企业在目前的技术经济条件下，要求达到什么样的规模才能有效率为目的理论。该理论思想最早见于亚当·斯密的著作——《国富论》。斯密在该书中认为，社会或企业进行劳动分工的基础是基于一定规模的批量生产，并以针制造业为例证实了规模生产对提高劳动生产率的作用[①]。斯密的这一观点得到了 19 世纪后半叶以来的大多数经济学家的确认，并在美国经济学家雷德·马歇尔（Alfre Marshal）、张伯伦（E H. Chamberin）、罗宾逊（Joan Robinson）、保罗·A. 萨缪尔森（PaulA. Samuelson）、哈维·莱本斯坦（（Harvey Leeibenstein）和罗纳德·哈里·科斯（Ronald H. Coase）等经济学人的共同努力下，使之成为一套系统而经典的经济学理论。如穆勒以邮政局的业务为例，从节约生产成本的角度入手，分析和证实了斯密有关大规模生产的好处[②]；马克思在《资本论》第一卷中亦详细分析了社会劳动生产力的发展必须以大规模的生产与协作为前提的主张，并认为，提高劳动生产

---

① ［英］斯密：《国富论（国民财富的性质和原因的研究）》北京：商务印书馆，1994
② ［英］穆勒：《政治经济学原理》（上卷），北京：高务印书馆，1997

率水平的有效途径就是组织大规模生产①；保罗·A. 萨缪尔森《经济学》一书中亦认为："导致在企业里组织生产的最强有力因素来自于大规模生产的经济性"等。所谓大规模生产的经济性即所谓的规模经济，是指在某一特定时期内，当生产或经销单一产品的单一经营单位所增加的规模减少了生产或经销的单位成本时所导致的经济②。它是企业规模横向扩张的主要动因之一。这里须要指出的是，规模经济是建立在生产技术和投入资本保持不变的假设前提下，随着生产规模的扩大和单位产品的增加而出现的一种经济。基于此，马歇尔在其《经济学原理》一书中认为，规模经济的形成途径主要有二：一是依赖于企业对资源的充分有效利用而形成的"内部规模经济"（这里的内部规模经济是指由于企业实行专业化生产扩大了生产批量，或者说采用了高效设备扩大了生产规模，从而使单位产品成本随着生产批量的增加或生产规模的扩大而降低)③；二是依赖于多个企业之间的合理分工与联合（如资产重组）、以及合理的布局等形成的"外部规模经济"④（这里的外部规模经济是指由于企业扩大了产品的经营规模而使各生产要素得到了充分利用，进而使企业降低了经营管理的费用，提高了企业开发新产品或新技术的能力，以及增强了企业抵御经营风险的能力等）。与此同时，马歇尔还发现了规模经济报酬的变化规律——呈递增、不变和递减的倒"U"字形运行，为此，他建议企业在进行横向规模扩张或缩小战略时要注意规模的适宜度问题，否则，企业规模的正效应将不可能得到体现（即企业将可能出规模不经济现象）。

范围经济理论⑤是一种用于分析社会或企业组织的生产、经营范围与经济效益间关系的理论。该理论思想最早见于蒂斯（Teece. D）于 1980 年在

---

① 马克思：《资本论》（第 1 卷），北京：人民出版社 .1975

② ［美］小艾尔费雷德. D. 钱德勒（Chandler, A. D. Jr.）：《企业规模经济与范围经济：工业资本主义的原动力》，张逸人等译，北京：中国社会科学出版社，1999

③ 这里的内部规模经济是指由于企业实行专业化生产扩大了生产批量，或者说采用了高效设备扩大了生产规模，从而使单位产品成本随着生产批量的增加或生产规模的扩大而降低.

④ 这里的外部规模经济是指由于企业扩大了产品的经营规模而使各生产要素得到了充分利用，进而使企业降低了经营管理的费用，提高了企业开发新产品或新技术的能力，以及增强了企业抵御经营风险的能力等.

⑤ David J. Teece. *Economies of scope and the scope of the enterprise*, *Journal of Economic Behavior & Organization*, Volume 1, Issue 3, September, Pages：223—247

《经济行为与组织杂志》上发表的《范围经济与企业边界》一文之中。蒂斯以美国石油工业为例，分析了企业多样化生产、经营与经济效益间的关系。尽管其得到的结果是范围经济与企业的经营范围没有直接关系，但是蒂斯在分析过程又发现：如果在相同投入下，由单个企业生产多种关联产品，那么，其比多个企业分别生产其中一种产品的总产出水平要高，或者说单位产品的长期平均成本要低[1]，据此，蒂斯把范围经济解释为：企业由于多元化生产而带来的一种成本节约现象。随后，钱德勒从企业的生产和经销两个方面入手，不仅考虑了范围经济的实现，而且还把范围经济定义为"联合生产和经销的经济"。所谓联合生产和经销经济，就是指"利用单一经营单位内的生产或销售过程来生产或销售多于一种产品而产生的经济"。北京大学教授平新乔亦在其《微观经济学十八讲》（2001）中则认为，范围经济就是指当一个企业以同一种资源（或同样的资源量）生产一种以上的产品时，由于生产活动的维度增加（即生产范围在横向上的扩展）所带来的效益增进（或利润上升，或成本节省）[2]。从上述经济学家对范围经济的诠释和实证分析结果看，尽管他们对范围经济研究的切入点不同，但在一些重要观点上却具有高度的同质性，具体表现有三：一是在市场条件下，企业存在范围经济；二是范围经济的发生，本质上是对企业剩余资源的利用[3]；三是范围经济可厘清企业横向规模扩张或缩减的原因或用作企业横向规模扩张或缩减的依据。

综上所述，规模经济理论和范围经济理论的构建逻辑体系尽管不同（前者建立在单品种批量生产基础之上，后者建立在多元化生产与经营基础之上），但是，两者的用途却有着惊人的相似之处。如两者均可用于企业制定规模发展战略，确定一种适宜的规模来降低企业生产与经营成本，提升利润，并确保企业的可持续发展。规模有横向和纵向之分，如果把企业的横向规模定义为生产的产品或提供服务的数量与种类，那么，企业的横向规模大小则取决于规模经济和范围经济。据此，有学者认为，对企业规模、尤其是横向规模

---

① David J. Teece. *Economies of scope and the scope of the enterprise*, *Journal of Economic Behavior & Organization*, Volume 1, Issue 3, September, Pages：223－247

② 平新乔：《微观经济学十八讲》，北京：北京大学出版社，2001.4

③ （美）贝赞可等著：《战略经济学》，詹正茂，冯海红等译，北京：中国人民大学出版社，1997

的扩张与缩减的经济学分析，不能把两者完全割裂开来，而是应该交叉与融合。

公立医院作为政府投资举办的医疗服务实体，尽管其本质属性——公益性不允许其像企业一样为追求高额利润而扩大或缩减其发展规模，但是，这并不意味着公立医院就不能营利，就不能扩张或缩减其规模，在特定条件下，医院以扩张或缩减规模来获取一定利润是一种必然现象，因为事物的发展必须符合其客观规律，否则，事物的发展就将停滞不前，或迅速倒退或快速消亡。如我国公立医院在医疗服务市场化、国家对医院只给政策不给钱而国民对医疗服务产品需求巨大的背景下，公立医院扩大或缩减生产经营规模，获取微利并把其用于医院事业的发展，不仅不会改变其公益性本质，反倒可以力促公立医院公益性本质属性的实现和更好地满足国民对医疗服务产品的需求。同样以国家改扩建 2000 家标准二级县医院为例，假设甲县国民对医院服务产品的需求总量为 A，乙县需求总量为 B，两县标准二级县医院所提供的医疗服务产品总量均为 C，已知 C≥A、C<B，且甲医投入（$X_投$）＝乙医投入（$Y_投$），那么，从医院的运营效率看，通过计算结果可以肯定，甲县医院的规模有效，乙县医院的规模则为非有效。需要指出的是，这里的规模有效与非有效，是建立在对单个产品的总量供需基础之上的有效与非有效，亦非利润获取的有效与非有效。如果国民对医疗服务产品种类的需求具有多样化（事实亦如此），那么，前述结论就将会是无效结论，甲乙两县医院规模效率的就可能会出现三种情况：一是即两者均有效；二是两者均无效；三是其中之一有效。据此，本研究认为，在市场经济条件下，我国公立医院存在规模经济和范围经济，在国家对公立医院财政投入有限的前提下，为降低医院生产和经营成本，提高医院的效率，使医院的可及性与公平性达到最大化，并保持公立医院的公益性本质以及医院的可持续发展，公立医院横向规模设置完全可以借鉴用于企业横向规模设置的规模经济理论与范围经济理论。

四、公立医院财政补偿机制建构的理论与现实依据

（一）社会需求与产品属性理论：医院财政补偿机制构建的前提

1. 社会需求与产品属性理论的一般阐释

需求，是人类的本性。但何谓需求，其与需要之间的关系如何，两者是

不是可以作同一概念使用？对此，不同的人有不同的理解。就经济学界和管理学界的人士看来，需求与需要是两个不同的概念，在社会实践中不可等同使用。在他们看来，所谓需求，是指在一定时期和一定价格水平下，个体或群体愿意并有能力（这里的能力是指购买能力）获得存在物（即商品，不包括非存在物）的数量。而需要则是指欲望，即个体或群体对某种存在物或非存在物的渴望。换言之，需要是指社会个体或群体因缺乏某物（包括存在和非存在物）而对之产生的一种"想得到"的心理状态。虽然"需求"中的"需"和"需要"中的"需"为一同义语，均表示一种心理状态，但是前者中的"求"和后者中的"要"却体现二者有着质的区别的。这里的"求"含"设法得到"之意，也就是说通过一定的方式或采取一定的行为来达到某种目的；后者中的"要"却仍然表示为某种心理状态。据此，有学者认为，在哲学层面上，前者中的"需"和"求"可以达到高度统一（即对"想要得到"的存在物通过一定的方式或行为得以实现），而后者中的"需"和"要"因均是一种心理状态而不可能使想获物得以实现（即没有把想法付诸行动），所以其只能是一种理想或幻想。这里需要指出的是，尽管两者有着质的区别，但有一个基本事实不可否认，即需求是建立在需要基础之上的一种形态，它包括心理、行为及相互间的各种复杂关系。

人类社会有多种需求，从物的属性上，可把其划分为物质需求和精神需求；从社会构成上，可以把其划分为私人需求和公共需求。所谓私人需求，是指由个体内在产生的个体需要，通过个体的能力（即购买力）而获得属于个体的存在物（即商品）。根据马斯洛的需要层次理论，私人需求包括物质和精神需求两个方面，但大多数人认为，精神作为意识形态领域中的"物"（即无形物），无法用价格来衡量，因而私人需求主要指对有形物（即实物）的需求。然而，事实并非如此，无形物（如个体声誉、社会地位、获得尊重等）同样可以通过交换来实现。例如：个体欲获得"慈善家"称号（无形物），就可以通过大量的捐款或捐物等方式或行为来实现。再如，在城乡二元制下，一个农村户籍的个体，可以通过购买的方式（如买房送城市户口）获得城市户籍，并籍此改变自己的身份或社会地位等。所谓公共需求，是指建立在个体需要基础之上的，把众多个体作为一个整体时所产生的需求。按萨缪尔森的观点，它是共同的私人需要的集合体，通过公共产品来表现的一种集体性消费。这种集体性消费，不是普通意义上的个体消费（需求）或个别消费（需求）的数学加总，而是就整个社会而言的、为了维护社会经济生活和社会再生产正常运行的共同需求①与私人需求相比较，公共需求的最大特点表现为需求满足的受益外在性和需求的整体性。公共需求满足的受益外在性，是指个体需求得到满足的同时，不影响其他人从中受益（即所有人受益），而私人需求则反之；公共需求的整体性，则主要表现为对效益或利益需求的相互依赖性和物品效益的不可分割性。如国民对国防安全、灾害防治与应急、气象、教育医疗、大型基础设施、农业技术推广等无形物和有形物的需求，就充分体现了公共需求的最大特点。此外，就公共需求而言（抛开私人需求），由于其在不同的社会阶段所表现出的内容和形式存在差异性，因此，公共需求还可以细分为同质性的公共需求和异质性的公共需求两大类。所谓同质性公共需求，是指拥有共同利益——根本利益和具体利益相一致形成的需求共同体（如国防安全、农林技术推广等）；异质性的公共需求，则是指拥有共同的根本利益，不同的具体利益，多个子集团所组成的集团的需求（如教育、医疗、科技等）。它是相对于同质性公共需求而言的一种公共需求。尽管如此，但两者具有内在的转换性与制约性。②

2. 我国医疗服务供需现况与医疗服务产品属性

众所周知，对健康的追求是人类社会的永恒目标之一。之所以如此定论，原因有二：一是作为生物学意义上的人，其生物机体在活动过程中会因能量的消耗或因外力的入侵而受损，从而导致生物机体处于非正常活动状态（即所谓的机体疾病）；二是作为社会学意义上的人，由于受社会环境的影响或受生物机体损伤的影响等所导致的非器质性心理障碍或器质性心理障碍（统称为心理疾病）。当然，这里须要强调的是，对导致机体疾病或心理疾病原因的划分不是绝对分离的，更多时候表现为相互交叉和相互融合。也正是由于疾病产生因素的这种相互交叉与相互融合，所以人人均有可能在某一时间段内处于患病状态（即非健康状态）。当人处于非健康状态而不能自我修复之时，借助外力成就健康就成为人类的唯一选择。

---

① ［美］马斯格雷夫：《比较财政分析》，上海人民出版社．1992
② 陈共：《财政学》，北京：中国人民大学出版社．2002

　　成就健康的外力很多，既包括营养膳食、医疗服务，又包括文体活动和宗教活动等。在诸多种外力中，作为最为凸显的当属医疗服务。所谓医疗服务，是指医疗机构以病人和一定社会人群为主要服务对象，以医学技术为基本服务手段，向社会提供能满足人们医疗保健需要，为人们带来实际利益的医疗产出和非物质形态的服务[①]。医疗服务的该概念表明，医疗服务不仅能为医疗消费者（即患者）提供有效的医疗功能，而且还能为患者及其相关人员提供满意的服务功能。正因如此，医疗服务几乎被所有世人当作获取健康的最基本手段。尽管人类社会的早期阶段（如初民社会和奴隶社会），人们对获取健康的形式更多依赖于神灵，但是，这并不能掩盖人们对医疗服务的需求，只是由于当时条件的限制（如医疗技术水平不高和对医疗技术作用的认识不足、以及宗教文化对人们的影响等）而使人们更多相信神灵能给他们带来健康罢了。随着人类医疗技术水平的迅速发展，人类生活文化水平的迅速提高，以及人类疾病谱的快速变化，人们开始认识到神灵并不能真正庇佑人的健康，医疗服务才是实现健康的可靠途径。因此，自工业革命以来，人类对医疗服务的需要呈每日俱增的发展态势。以我国为例，改革开放以来的30余年（1980—2011），我国的医疗机构（医院）数从1980年9902家增加到2011年的2 1979家，卫生技术人员数从279 8241人增加到620 2858人，床位从110万张增加到970.51万张，卫生总费用从126.19亿元增加到2, 4268.78亿元，政府卫生支出从51.91亿元增加到7378.95亿元（见图3-1）。尽管图3-1所显示的只是医院个数、床位和卫生技术人员等五个方面的变化，但可以从中窥视出改革开放30年以来国人对医疗服务的需求态势以及未来5—10年的增长趋势。

　　巨大的医疗服务需求，不仅需要有足够的医疗服务产品加以供应，而且更需要有购买该产品的能力。但是，据有关统计显示，2011年我国人均拥有医院量为6.3万人/家（包括非政府组织举办的营利性医院），国家支付的人均卫生经费为1801.22元，但是，由于当前我国社会阶层贫富分化比较严重，农村居民与城镇居民的医疗保障水平差异、尤其是与城镇职工的医疗保障水平差距巨大，因而大多数国民、尤其是农村居民没有足够的经济实力购

----

　　① 《医疗服务》http://wiki.mbalib.com/

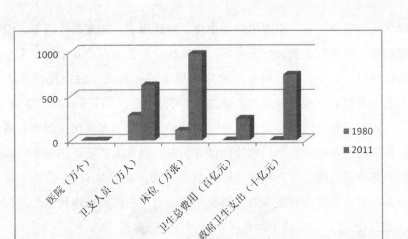

图 3-1　我国 1980－2011 年医疗服务变化情况

（数据来源：根据 2012 年中国统计年鉴资料整理）

买所需医疗服务产品。2012 年世界卫生组织和世界银行发布的"世界最健康国家"排行榜显示，中国仅位列 145 个国家中第 55 位，这从侧面论证了当前我国医疗服务产品供需矛盾的尖锐性。基于此，大多数人认为，缓解我国医疗服务供需矛盾，缩小与发达国家居民健康水平差距的最可靠办法是提高对医疗服务的财政投入总量。诚然，该观点固然很有道理，但是，根据我国 2011 年的公共财政收入水平（10.93 亿），即便在现在投入的基础上再翻 1 倍甚至 2 倍，也无法达到欧美国家（如美国 2008 年人人均卫生经费支付就达到了 7823 美元）的水平。因此，本研究认为，在国家财政对医疗服务投入极为有限和社会主义市场经济还不完善的前提下，如何利用好存量医疗服务资源和增量医疗服务资源才是解决医疗服务供需矛盾的核心问题。而要解决这个核心问题，关键是厘清医疗机构医疗服务产品的属性，否则，公共财政不可能对医疗机构所生产和提供的全部医疗服务产品的各种损耗进行全面补偿。

　　一般认为，医疗机构的主要主体是医院，因此，界定医疗卫生服务产品的公、私属性，可以从医院的产品或服务种类着手。根据当前我国医疗卫生服务政策的有关规定或精神，医院产品分为两大类：一是基本医疗服务；二是特殊医疗服务。所谓基本医疗服务，是指医疗保险制度中对劳动者或社会成员最基本的福利性照顾，基本医疗服务的内容主要包括常见病和多发病的诊疗、现场应急护理、家庭出诊与护理、转诊服务、康复医疗服务、卫生行政部门批准的其他适宜医疗服务等。特殊医疗服务（即非基本医疗服务）则是指由单位、企业或个人对非正常原因造成的疾病或伤害所提供的医疗服务。它主要包括一些高费用疾病或高费用医疗服务项目（如器官移植），以及一些成本效果差的医疗服务项目（如陪护、戒毒）等。根据萨穆尔森的观点，在医院的两类产品中，把特殊医疗服务归属私人产品，把基本医疗服务划归公共产品范畴已没有异议（原因前文已述，故不累叙），但是，在市场经济条件下，是否所有基本医疗服务产品的生产与经销费用均由公共财政买单（支出）？公共产品理论对此问题的回答是否定的。

公共产品理论把社会产品划分为公共产品和私人产品两大类，其中公共产品又被划分为纯公共产品和准公共产品或混合产品。所谓纯公共产品，是指以整个社会为单位而提出的共同需要。这种需要在获取过程中具有非竞争性和非他性特性。基于此，萨缪尔森把公共产品定义为："每一个人对这种物品的消费并不会导致任何其它人消费的减少。"[①] 准公共产品或混合产品则是介于纯公共产品与私人产品之间的需要。该种需要在获取过程中表现出三个特性：一是非排他性和非竞争性均不充分；二是具有非排他性但非竞争性不充分；三是具有非竞争性但非排他性不充分。据此推论，作为公共产品的基本医疗服务，同样可以把其划分为纯公共产品和准公共产品两大类。至如医院所提供的基本医疗服务中，哪些产品可以认定为纯公共产品，哪些产品可以认定为准公共产品，则需要根据产品的特性——非竞争性与非排他性完全与否来加以判断。例如，基本医疗服务中常见病的诊疗、传染病（如流感、非典等）的防治等，完全可以把其划归为纯公共产品的范畴，而对于家庭诊疗、家庭护理等则可以把其归类于准公共产品范畴。根据公共财政支出理论中关于纯公共产品由财政全部支付，准公共产品则只支付部分的原则，本研究认为，只有在厘清了医院产品属性、尤其是基本医疗服务产品（公共产品）属性的前提下，所构建的医疗补偿机制才有可能是科学的、合理的和有效的。

---

① Paul A. Samuelson. *The Pure Theory of Public Expenditure*, *The Review of Economics and statistics*, Volume 36, Issue 4 (Nov, 1954), 387—389

（二）市场失效与政府失效理论：医院财政补偿机制构建的基石

1. 市场失效与政府失效理论的一般阐释

市场经济被认为是人类迄今为止最具效率和最具活力的经济运行机制和资源配置手段之一。相对于其他机制（如计划经济）和手段而言，其最大的功能优势在于对经济利益的刺激性和对市场决策的灵活性，以及市场信息的有效性。[①] 其中，经济利益刺激性主要表现在：自由竞争的市场机制迫使市场主体创新生产技术、生产组织和产品结构等来提高资源配置的效率；市场决策的灵活性主要表现在：市场供求的快速变化迫使市场主体及时做出灵活有效的反应来提高决策的效率。市场信息的有效性主要表现在：高效率的分配资源要求充分利用经济中的各种有用信息来提高资源配置的合理性，这极大地调动了市场主体收集信息的积极性、主动性，以及处理信息的谨慎性，并在一定程度上提高了信息的信度和效度。尽管如此，但并不意味着市场经济就完美无缺或无懈可击。因为市场经济的上述功能优势，其必须建立在理想市场——完全竞争市场基础上，否则，就不可能实现资源配置的瓦尔拉斯均衡（即帕累托最优）。

所谓完全竞争市场，是指一种不受任何阻碍、干扰和控制的市场结构。换言之，即购买者和销售者的决策对市场价格没有任何影响的市场结构。按美国经济学家张伯伦的观点，即没有任何垄断因素存在的竞争。完全竞争市场必须同时具备六个要件：一是市场上有大量的购买者和销售者；二是市场上所有销售者所提供的产品具有高度同质性（包括产品内外形与质、销售价格、流通渠道等）；三是商品的生产要素具有完全流动性（包括资本、土地、人力等不受限制）；四是具有完全信息（包括过去和现在的成本、价格等信息的完备）；五是无任何外部性；六是所有产品均是竞争性产品。然而，通过与现实市场构成要件的比对发现，除第一个要件两者有相似之处外，其他几个要件，后者与前者间的差距均很大。如现实市场的经济外在效应表明，由于生产者和销售者的决策不用通过市场就能直接影响他人的生产或消

---

① 金太军：《市场失效与政府干预》，《中国矿业大学学报（社会科学版）》2002，6（2）：42－49

费①，这就意味着有人可无偿获得外部经济（如曼柯·奥尔逊（1965）年提出的"搭便车"现象），有些人则因此蒙受损失而得不到补偿（如烟草制造者和销售者给他人造成的身体损害）。再如公共产品无效供给表明，由于公共物品"一旦生产出来，生产者就无法决策谁来提到他"的非排他性非竞争性特性，使得其在一个不完备的市场下，无市场主体愿意生产和销售，即使有部分市场主体有动机来生产和销售公共物品，但因公共物品的公益性本质使其无利可图或仅有微利可图而不得不放弃等等（如天气预报）。此外，现实市场易形成生产要素垄断（如市场主体为获规模经济效应而采取的兼并、重组等）、信息不对称（如阿科勒夫（1970）在美国《经济学季刊》上提出的"柠檬市场"现象）和社会分配不公平机制等现象。据此，以张伯伦和凯恩斯等为代表一批经济学家认为，市场经济尽管在理论上是最有效率和最具活力的经济运行机制与资源配置手段之一，但在一个非完备的市场下，市场仍然无法有效配置资源和正常发挥作用（即所谓的市场失效），因此，建议政府对经济活动尤其是公共物品的生产和销售活动进行全面干预。

然而，历史实践证明，政府对经济活动进行全面干预也存在市场同样问题——政府失效。这里所谓的政府失效，也称政府失灵，是指政府为弥补市场失灵而对经济、社会生活进行干预的过程中，由于政府行为自身的局限性和其他客观因素的制约而产生的新缺陷，进而无法使社会资源配置效率达到最佳的情景。② 政府失效主要表现在三个方面：一是政府决策失效。即政府决策没有达到预期的社会目标，或即使达到了预期目标也是因不计成本（即成本大于受益）所造就。二是组织机构和公共预算扩张。公共选择学派的主要代表人物布坎南认为，政府作为"社会人"的同时，还扮演作"经济人"的角色，因此，他们总是希望扩大机构规模，提高机构级别和个人待遇，从而导致公共预算约束软化、公共资源配置效率低下和社会福利减少（如帕金森定律）。三是公共物品供给低效率。由于政府对经济活动的全面干预和市场不愿意介入公共物品的生产和销售（前文已述），从而在客观上使政府成为公共物品的垄断者。垄断使得公众的群体效应失去作用，换言之，即公众

---

① 贝格，费舍尔，多恩布什：《宏观经济学》，北京：中国人民大学出版社，1984
② 《政府失灵》，http://www.baidu.com

（消费者）对政府的低效率运转无可奈何，因为其不可能通过其他渠道来满足其对公共物品的诉求（如国防安全）。据此，以布坎南为代表的一批经济学家认为，政府对经济活动的干预的结果不仅未必能校正市场失效，而且可能由于政府自身问题而导致更大的资源浪费。因此，建议政府对经济活动的干预要适度。其中，对公共物品的生产和经销干预，首先要明晰和办公室公共物品的属性和产权，以此消除在这些公共物品使用上的"搭便车"和掠夺性消费；其次要在公共部分之间引入竞争机制，重构组织成员的机制，按市场经济原则来组织公共物品的生产；最后就是要重新设计公共物品的偏好显示机制，使投票人尽可能真实地显示其偏好。[①]

　　2. 政府干预下的我国医疗卫生（医院）财政补偿情况

所谓财政，是指国家（政府）为实现其职能，凭借政治权力参与部分社会产品和国民收入的分配和再分配所形成的一种特殊分配关系。公共财政是市场经济的产物，是指国家（政府）集中一部分社会资源，用于为市场提供公共物品和服务，满足社会公共需要的分配活动或经济行为。它包括收入和支出两个部分。其中，公共财政支出的实质就是对资源进行配置，因此资源配置是公共财政最基本的职能之一。我国公共财政收入主要包括税收、公债和非税收入三种形式，其中税收约占公共财政总收入的90%，其它两种形式约占10%；支出则主要包括公共工程、公共教育、行政管理、社会保障、医疗卫生、公共支出、文化事业和国防安全等方面的公共需求支出。据相关统计显示，至2011年止，我国公共财政围绕各类公共需求物的总支出约为10.93万亿（见表3-1）：

表3-1　2011年中国公共财政支出表[②]

支出项目名称	支出金额（亿元）	约占总支出百分比	备　　注
一般公共服务	10987.78	10%	
国防	6027.91	5%	
公共安全	6304.27	6%	
教育	16497.33	15%	

---

①　《政府失效》，http://baike.baidu.com/view/690856.htm?fromId=455410

②　《2011年全国公共财政支出决算表:》，http://yss.mof.gov.cn/2011qgczjs/201207/t20120710_665233.html

支出项目名称	支出金额（亿元）	约占总支出百分比	备注
科技	3828.02	3%	
社保与就业	11109.4	10%	
医疗卫生	6429.51	6%	其中支付公立医院940.14亿元，占医疗卫生支出的15%左右，占公共财政总支出的1%左右
城乡社区事务	7620.55	7%	
农林水事务	9937.55	9%	
交通运输	7497.8	7%	
资勘与电信	4011.38	4%	
住房保障	3820.69	4%	
其他	14235.46	13%	
总支出	109247.79	100%	

（数据源自：中华人民共和国财政部网）注：百分比按亿万单位、保留小数点后2位推算。）

表3-1显示：公共财政总支出10.93万亿与公共财政总收入的10.37万亿相比较，收支相差似乎并不很明显。但是，如果抛开公共财政总收入而言其支出（即各类公共需求的量来衡量公共财政总支出），则与现实相距甚远。其中，就我国的医疗卫生服务需求而言，公共财政对其的投入为6429.51亿，仅占国家财政总投入的6%。如果按《2012年中国统计年鉴》的统计，2011年人年均医疗卫生费用1801.22元、年末常住人口13.47亿计算，那么，我国的医疗总费用将达2.4万亿。显然，公共财政对医疗卫生服务的财政支出与国民对医疗卫生服务的需求之间的差距巨大。但是，从现实来看，在公共财政总收入仅为10.93万亿的情况下，要其为我国医疗总费用2.4万亿买单并不现实。即使抛开公共财政总收入，在公共财政完全有能力支付国民的全部医疗费用的情况下，公共财政也不可能对其全部买单。因为在市场条件下，一旦包揽全部医疗费用，就会产生如英国学者加德勒·哈丁（1968）所称谓"公地悲剧"，从而造成新一轮的社会不平。例如，在公共财政包揽全部医疗费用的前提下，一个本来无须住院的病患，之所以选择住院治疗或医院建议其住院治疗，均是出于为各自获取更多利益的考虑。从患者的立场出发，患者认为住院治疗不仅可以为自己的身体做一个全面的体检，而且相对于门诊来说，还可以免去舟车劳顿之苦和节省一些相关的费用（如

车费），此外，对一些在职的患者来说，他们甚至可以借机"带薪休假"。站在医院立场看，收治更多的住院病人，有利于医院获取更多的经济利益，并可借机提高医院社会声誉和社会地位等。假使每个患者和每家医院均如上述想法并采取相应的行为，那么，即便公共财政投入 2.4 万亿的 10 倍甚至更多的财政资金，也填补不了医疗卫生服务需求的资金缺口。据此，早在 20 世纪 90 年代中期，我国有部分卫生经济工作者认为，在社会主义市场经济条件下，实行医疗服务市场化解决上述困境的唯一可行之途。然而，从近二十余年的医疗服务市场化改革结果来看却不尽人意。有部分学者认为，国家在医院的财政保障方面所采取的"只给政策不给钱"的政策措施或做法（如药品销售可加价 15%），不仅直接导致医院公益性本质的流失，而且是造成当今我国居民就医看病难题的罪魁祸首，因此，他们建议国家在宏观层面上增加对医院财政投入总量的同时，还要加强对医院财政补偿的微观调控等。

诚然，上述建议、尤其是对医院财政补偿方面的建议，为我国公立医院改革提供了新的思路，但在微观上如何调控，却似乎还没有找到一条可行的路径。通过对当前中国的现实考察和对前人理论研究成果的深入总结，本研究认为，要想建立一个长效的医院财政保障机制，最主要的是要根据社会对医疗服务的需求和要求，首先应定位好不同地区、不同类别公立医院的社会功能，然后确定医院的等级、规模，最后结合医院功能定位和医院类别、规模，对医院进行分类财政补偿。

第四章　公立医院社会功能定位研究

一、公立医院社会功能的内涵

公立医院存在的价值在于其社会功能。[①] 何谓公立医院社会功能？在阐述其内涵之先，首先须要厘清一个概念，即何谓社会功能。社会功能的一般定义是指在整个社会系统中，各个组成部分具有一定的能力、功效和作用。孔德（1830）和斯宾塞（1855）认为，社会是一个各个部分之间相互联系、相互依赖的有机体，它们因彼此的不同需求而向对方施加积极影响或作用。该定义比较直观，但并不易理解和掌握，因为该定义并没有说清楚社会系统中各个组成部分的能力是怎样形成的，彼此间因何而相互依赖等。为厘清这些问题，有学者对社会功能进行了重新定义，即社会功能指的是在整个社会系统中，社会因素、成分及由它们组成的各类社会构成物，因其特定的性质、组合方式而具有一定的能力，以及基于其能力发挥和产生的、有助于社会对环境的适应并能够满足社会及其成员需要的作用与结果。该定义比较全面，且易于理解和掌握。因为它至少包含有三个方面的内容：一是由各自特性和组合方式而形成的各种社会构成物，均具有能满足社会及其成员需要的能力；二是这种能力因社会适应环境的需要而可能或必然在整个社会运行系统中发挥作用；三是基于以上两者造成的、能满足或实现一定社会及其成员需要的结果。

公立医院作为一种社会组织而存在于整个社会系统，并成为现代社会体

---

① 代涛等：《政府办公立医院功能及职责研究》，http：//www.docin.com/p—1929606 9.html

系不可或缺的组成部分，因而其与其他社会构成物一样具有社会功能，不同之处在于其对社会及其成员所起的作用和结果不同。据此，石光、顾静、刘秀颖等（2002）、代涛（2009）和雷海潮（2009）等人认为，公立医院的社会功能是指营利性医院不愿承担的功能或不愿提供的服务①，是对社会稳定进步以及实现政府职能所发挥的作用与功效②。从制度经济学来看，公立医院作为政府投资举办的医院，其所提供的产品或服务应是一种带有公益性质、且不能盈利的福利品。但这样一种产品于以利润最大化为目标的营利性医院来说，基本不会在其战略规划的范围之内。因此，该定义具有一定的科学性和合理性。但是，如果从管理哲学的视角切入，则该定义还存商榷之处。例如：假设营利性医院愿意承担或提供公立医院所承担的全部功能或全部服务，那么，是否意味着公立医院就不具有社会功能了？或者反过来推，如果营利性医院不愿意承担公立医院所承担的功能或所提供的服务，那么，是否就意味着营利性医院就不具有社会功能？对此的回答无疑是否定的。现代医院管理学认为，在现代社会，承担一定的社会责任的医院，无论是公立医院还是私立医院（营利性医院）均具有社会功能，两者之间的不同仅在于所起作用的方式不同，所起作用的大小不同罢了。为避免概念歧义而产生理论与实践上的分歧，本研究从管理哲学视角出去，在结合前人研究结果的基础上，把公立医院社会功能定义为：公立医院所具有的医疗服务供给能力和市场调节能力在满足社会及其成员对公益性医疗卫生服务需求方面所产生的积极作用与结果。尽管该定义不如前述定义直接和明确，且初看还有点生涩感，但是，该概念的最大特点就是旗帜鲜明地指出了公立医院的社会功能是满足社会及其成员对公益性医疗服务产品的需求。换句话说，即生产和提供公益性医疗服务产品是公立医院应承担的社会责任或应履行的社会功能之一。

针对公立医院社会责任即公立医院履行社会功能责任之学说，国内学者孙庆文、田文华等（2002）把公立医院社会功能归结为四个方面："提供公共产品或准公共产品；低价或免费承担社会贫困人口、无医疗保险者和低生

---

① 石光、李静、刘秀颖：《公立医院社会功能的理论探讨》，《中国卫生资源》2002，（5）6：263—267

② 雷海潮：《公立医院社会功能及价值探讨》，《中华医院管理杂志》2009，（25）7：433—435

活能力人群的基本医疗服务；保证卫生服务的公平可及性；开展医学科研和技术推广，推动医疗技术进步。① 雷海潮（2009）则把其归结为五个方面："提供均等化的医疗服务；承担医疗保障功能；引导医疗服务市场规范运作；保障社会稳定安全；培养医学人才，发展医学科技。"② 代涛（2009）则认为，当前我国公立医院主要承担的社会功能可以概括为基本医疗服务、公共卫生服务、医学科研与医学教育、应对突发公共卫生事件、承担支边支农与援助贫困地区基层卫生机构等五大功能。③ 从各学者对公立医院社会功能的描述看，尽管各学者所切入的视角不同（如果说前两位学者所提出的公立医院社会功能更注重宏观层面，那么后者则主要从微观层对我国公立医院的社会功能做了一个总结），所获得的结论也存一定差异，但是，他们仍有共同特点，即均是从整体上围绕产品的公共性和公益性来做的文章。

然而，问题的关键是，对于公立医院社会功能的实现，并不是只要从整体上对其进行定位就能解决得了的。因为各公立医院的构成物及组合方式不同，其所显示的特性及其所承负的社会功能必然存在差异。例如：让一家二级公立医院承担高级专业人才培养任务就显然不符合事物发展的客观规律。因为无论从人力、物力还是财力，二级公立医院均不具备承担该任务的条件。再如，让一家三级公立医院承负所有的基本医疗服务，其能力同样不够。基于此，本研究认为，在坚持公立医院总体社会功能的前提下，应根据我国有关新医改的文件精神，结合医院的实际供给能力和公众的医疗服务实际需求，对公立医院的社会功能按类别等级等进行重构，唯有如此，公立医院的公益性本质才有可能不受人质疑，公立医院的可持续性发展才有可能得到保证，新医改的伟大战略目标才有可能尽早实现。

二、我国公立医院承担社会功能的现状

自建国以来，我国社会发展既经历了两个不同的历史时期——计划经济

---

① 孙庆文，田文华等：《国有医疗机构的产权特征、存在问题与改革》，《中国卫生资源》2002；5（1）：13

② 雷海潮：《公立医院社会功能及价值探讨》，《中华医院管理杂志》2009，（25）7：433—435

③ 代涛等：《政府办公立医院功能及职责研究》，http://ww.docin.com/p—19296069.html

时期和社会主义市场经济时期。比较两个不同历史时期我国公立医院的社会功能发现，尽管我国公立医院社会功能在两个不同历史时期的整体定位差异不是很大，但各类公立医院在两个不同时期所反映出的社会功能内容却有很大差异。计划经济时期，我国对公立医院的社会功能整体定位是：公立医院接受政府提供的财政预算补贴，向全体人民提供低费用或免费（这里需要说明的是，免费的医院服务功能是自该时期内的农业合作化运动后，之前只有低费用的医疗服务）的医疗服务，向社会提供预防保健、医学科研和培训等公共卫生服务。由于该时期内，我国的医院被当作政府机构的一个附属物，因此，该时期内各类公立医院所反映的社会功能内容具有高度同质性，即均在努力承履（承担和履行或实现）公立医院的整体社会功能。改革开放后（即社会主义市场经济时期），虽然我国公立医院仍然在努力坚守公立医院社会功能的底线——公益性本质，但是，与计划经济时期公立医院所承履的社会功能相比较，两者的差异十分明显，这种差异具体反映在不同类别、不同等级结构和不同性质公立医院所承履的社会功能内容上。

（一）不同类别公立医院所承履的社会功能

人们对医院的称呼很多，如地区医院、人民医院、中医院、卫生院、眼科医院等等。但为便于研究的统一性，我们采用我国卫生统计部门对医院类型的划分。我国公立医院包括综合医院、中医医院、专科医院、中西医结合医院和民族医院五大类（其中护理院没有纳入到本研究，是因为其起步太晚，与其类型医院的数量比较，总量规模太小等）。《医院管理学》认为，综合医院一般是指设有一定数量的病床、分设有内科、外科、妇产科、眼耳鼻喉等各种专科及药剂、检验、放射医技部以及相应人员、设备的医院。[①] 但该概念过于笼统，容易与现实中的中医医院和中西医结合医院产生混淆，因此，本研究认为，在不改变原意的基础上再从当前两类医院最鲜明的诊疗特点或诊疗功能对之划分似乎更为合适。为此，我们把综合性医院定义为以西医诊疗法为主的医院；中医医院定义为以中医诊疗法为主的医院，中西医结合医院则是中西医交叉与融合疗法的医院。所谓民族医院，是指民族特色疗法为主的医院，如藏医院、蒙医院等。专科医院是指专门针对某一类病种或

---

① 曹建文，刘越泽：《医院管理学》，上海：复旦大学出版社，2010

某类人群而设置的医院。如眼科医院、口腔医院、精神病医院、儿童医院、妇产科医院等。

尽管国家对公立医院类型的划分比较细，但在赋予各类公立医院的社会功能上却并没有进行具体的定位，只能从相关的政策性文件中见到一些相关的影子。由于没有可供操作性的文件指导，本研究首先把前文各学者所提及的社会功能，按公共产品的两个特点——非排他性和非竞争性进行归一化处理，获得公立医院应承担的社会功能边界，然后与现实中公立医院实际承担的社会功能进行比照，结果见表4-1：

表4-1　我国不同类型公立医院应承履与实际承履的主要社会功能对照表

应承履社会功能		实际承履社会功能					备注
		综合医院	中医医院	中西结合医院	民族医院	专科医院	
纯公共医疗服务产品	基本公共卫生服务产品	▲	▼	▼	▼	▼	以提供的基本公共卫生产品种类为主要评价指标
	重大应急性公共卫生服务产品	▲	▼	▽	▽	▼	以参与应急事件次数为主要评价指标
	医学科研与技术推广、医学教育	▲	▼	▽	▽	▽	以获省级以上科研立项、国家专利和医学人才培养总数为主要评价指标
	对外援助	▲	▼	▽	▽	▽	以援助次数为主要评价指标
准公共医疗服务产品	基本医疗服务产品	▲	▲	▲	▲	▲	以提供的国家规定的基本医疗服务项目或产品为主要评价指标
特殊公共医疗服务产品	市场调节	▲	▽	▽	▽	▼	以对医院总量及规模作为对整个医疗服务市场所起的调控作用为主要指标。
	政府指定的其他医疗服务产品	▲	▼	▼	▼	▼	以接受政府指定任务的多少作为评价主要指标

注：该表不包含部队医院。▲表示基本承履；▼表示部分承履；▽表示几乎没有承履

表4-1显示，尽管在整体上看，我国各类别公立医院几乎承履了公立医院应承履的社会功能，但是，由于医院所采取的诊疗方式不同和医疗服务资源的受限等而使各类医院在现实中所承担的社会功能呈一定差异。其中，唯一没有差异的是仅仅是基本医疗服务产品的生产和提供这一栏，差异最大者

为医学科研与技术推广、医学教育栏和对外援助栏。据原卫生部对 2010 年高校医学类毕业生的统计数据表明，在我国 119 万毕业生中，有 2/3 的毕业生为综合类医学毕业生，其中临床类有 4/5 的学生在各类综合医院进行毕业实习与毕业论文设计。其次为中医医院，其他三类医院虽然也参与了医学类高层次人才的培养，但人数有限，甚至连见习的学生都十分有限。差异相对较大的有二栏：重大应急性公共卫生服务产品和市场调节，两者均因总量规模和投放市场的医院服务产品数量小而使其对市场产生的调控作用有限。当然，这里还需要指出的有两点：一是对各类医院承履社会功能的差异评价是相对的；二是对各类公立医院评价结果的表述，仅仅只是从整体视角加以切入的，它并不说明或意味着各类医院中的每家医院均承担着"表 4-1"中所列出的全部社会功能。如果从个体医院来说，据我们对湖南省 35 家二级以上医院的抽样调查分析，各类医院间的差距则更大。以综合医院为例，其中有 2/3 左右的医院没有承担过任何医学科研和中高级专业人才的培养，有近 3/4 以上的医院没有承担过医学继续教育的任务。对于其他类的差异，由于不是本课探讨的焦点，所以在此不作详细阐述，总之，用一句话可概括我国当前各类公立医院在应承履与实际承履的社会功能上有着十分明显的差异。

（二）不同等级结构公立医院所承履的社会功能

众所周知，当前我国医院机构总量规模庞大。据《2011 年中国卫生统计年鉴》表明，至 2010 年止，我国医院总量达 20 918 家，其中公立医院总量达 13 850 家，占我国医院总量的 66.2%。针对这一庞大医院服务系统，政府如何管理才能使其有序和有效运转？实践证明，对医院进行分级管理是政府有效应对办法之一。根据 1989 年我国卫生部发布的《医院分级管理办法》（简称《办法》）之规定，我国医院分为三级十等，其中，一、二、三级医院各设甲、乙、丙三等，三级医院增设特等。与此同时，该《办法》提出了各级别医院的主要服务功能：即一级医院直接对人群提供一级预防、在社区管理多发病、常见病和急症病人，并对疑难重症做好转诊服务、协助高层次医院搞好中间或院后服务；二级医院参与指导对高危人群监测，接受一级转诊，对一级医院进行业务技术指导，并进行一定程度的教学和科研；三级医院则提供专科（包括特殊专科）的医疗服务，解决危重疑难病症，接受二级医院转诊，对下级医院进行业务技术指导和人才培训，完成高级医疗专业人才的培养任务和承担省以上科研项目的任务，参与和指导一、二级预防工作。2009年原卫生部又印发的《医院评价标准实施细则》（征求意见稿），其中对三个等级医院的功能与任务做了较为明确的规定：三级医院的主要功能是"从事急危重症和疑难疾病的诊疗，承担高等医学教育和省级或国家级科研工作并开发适宜技术，培养高层次卫生技术人员，承担临床实习与教学，承担毕业后教育、继续教育，指导和培训下级医院卫生技术人员开展诊疗活动"。二级医院的主要功能是"提供医疗服务为主，兼顾预防、保健和康复服务功能，承担一定的医学院校教学、实习和科研任务，指导和培训下级医院卫生技术人员开展诊疗活动"。一级医院的主要功能则是"为社区、乡（镇）提供常见病、多发病的医疗、预防、保健、康复、健康教育、计划生育支柱服务等。"解读跨度近20年的两个政策性文件，三个不同级别公立医院应承担的社会功能归结如表4-2：

表4-2　我国政府赋予三个不同等级公立医院（综合医院）的社会功能

医院等级名称	医院应承担的社会功能
一级医院	为社区、乡（镇）提供常见病、多发病的医疗、预防、保健、康复、健康教育、计划生育支柱服务、为疑难病人和危重病人转诊服务、协助高层次医院搞好中间或院后服务等。
二级医院	提供医疗服务为主，对高危病人进行监测，兼顾预防、保健和康复服务功能，承担一定的医学院校教学、实习和科研任务，指导和培训下级医院卫生技术人员开展诊疗活动，接受一级医院转诊等。
三级医院	从事急危重症和疑难疾病的诊疗，承担高等医学教育和省级或国家级科研工作并开发适宜技术，培养高层次卫生技术人员，承担临床实习与教学，承担毕业后教育、继续教育，指导和培训下级医院卫生技术人员开展诊疗活动、接受一、二级医院转诊等

　　然而，通过对相关文献数据挖掘和结合对五大类不同等级医院的实地调查研究表明，当前我国各等级公立医院所承履的社会功能不仅与理想中的目标还有较大差距，而且各等级医院间因激烈的市场竞争程度、所在地的经济文化发展水平、医疗卫生经济政策等原因而导致本应由各自承履的一些社会功能不是被忽视就是被弱化（见表4-3）：

表 4-3　我国各等级公立医院应承担的主要社会功能与当前实际承担的社会功能对照表

各级医院应承担的社会功能		当前实际承担的社会功能		
		一级医院	二级医院	三级医院
一级医院	（1）常见病、多发病的医疗	▼	▲	▲
	（2）预防	▽	▲	
	（3）保健康复	▽	▲	
	（4）健康教育	▽		
	（5）计划生育支柱服务等	▲		
	（6）疑难重症做好转诊服务	▼		
	（7）协助高层次医院搞好中间或院后服务	▽		
二级医院	（1）医疗服务为主（常见病和多发病）		▲	▲
	（2）预防、保健和康复服务兼顾		▼	
	（3）承担一定的医学院校教学、实习和科研任务		▽	
	（4）指导和培训下级医院卫生技术人员开展诊疗活动		▽	▲
	（5）对高危病人进行监测		▼	
	（6）接受一级医院转诊		▲	
三级医院	（1）急危重症和疑难疾病的诊疗			▲
	（2）承担高等医学教育和省级或国家级科研工作并开发适宜技术，培养高层次卫生技术人员			▲
	（3）承担临床实习与教学			▲
	（5）承担毕业后教育、继续教育			▽
	（6）指导和培训下级医院卫生技术人员开展诊疗活动			▼
	（7）接受一、二级医院转诊			▲

注：▲表示在该方面工作相对较好，▼表示一般甚或比较差，▽表示比较差甚或没有。

表 4-3 显示：一级医院不仅没有承担其应承担的全部社会功能，而且其应承担的主要功能第 1 项均因二、三级医院对其的"掠夺"而被弱化，唯一没有被弱化的主功能是第 5 项（有相关政策撑腰），第 2、3、4、7 项功能不是被弱化就是因医院本身的能力有限而被无限制搁浅或偶尔为之，需要指出的是，尽管其中第 2、3 项有二级医院对其的"蚕食"之因，但这不是二级医院的错，诸如 2、3 类功能，从经济学的角度来看，二级医院并不想承担，只是迫于无奈（一级医院没有能力承担）。二级医院在履行其主要功能——医疗服务方面与接受下级医院转诊方面发挥得不错，但第 2、5 项功能有弱化迹象，第 3、4 项功能则很少甚至没有承担过。三级医院尽管在承履其社

会功能上相对全面也相对较好，但也存在一些问题，如第 5 项功能几乎被无视，第 6 项功能有弱化迹象等。

（三）不同产权结构公立医院的社会功能

随着我国医疗卫生服务市场化试点工作的展开，尤其是鼓励民营资本进驻公立医院的医疗卫生体制改革政策，使我国部分公立医院的产权结构发生了重大变化。所谓医院产权结构，是指法定主体对构成医院生产经营要素的资产所依法享有的占有、使用、收益和处置等权益的总称。自新医改以来，我国某些地区（如江苏宿迁）的一些公立医院在医改政策的默许下被转为股份制、公司制和国有民营的、甚至是私立的医院。这些被改制的医院在法律上取得法人资格以后，就对其经营管理的财产获得了占有、使用和处置的权利，通常将这种权利称之为法人所有权。而当公立医院的法人所有权性质发生改变时，公立医院所承担的社会责任亦随之发生较大改变，具体体现在这些医院大量削减其本应承履的如支边、支农、中等医学专业学生的培训等公益性医疗服务任务（如表 4-3）：

表 4-3　产权结构改变后三个不同等级公立医院所削减的公益性医疗服务任务的比例

医院等级名称	削减的社会功能	占应承履的社会功能比例
一级医院	对多发病的预防、保健、康复、健康教育等。	45%
二级医院	对多发病的预防、保健、医学院校教学、实习和科研任务，指导和培训下级医院卫生技术人员开展诊疗活动等。	42%
三级医院	对急危重症和疑难疾病的诊疗，承担高等医学教育和省级或国家级科研工作并开发适宜技术，培养高层次卫生技术人员，承担毕业后教育、继续教育，指导和培训下级医院卫生技术人员开展诊疗活动、接受一、二级医院转诊等	34%

注：该比例根据实地调研数据整理。

三、影响公立医院承担和实现社会功能的相关因素分析

辩证唯物主义哲学认为，世界万物均是动态的，静止只是一种相对状态。公立医院承担的社会功能亦一样，尽管其在某一段时间内可能保持静止之状态，但并意味着这种静止之状态就是一种固化了的永恒状态。因为公立

医院环境的动态性，迫使其在某些方面做出改变或进行颠覆性的改革。所谓公立医院环境，是指存在于公立医院周围的一切情况和条件的总和。它包括内部环境和外部环境。但由于在公立医院研究中，内部环境一般不以"环境"的名义出现，而是以组织内部的结构、人员管理等方式进行探讨，因此，这里所说的公立医院环境是指公立医院的外部环境。公立医院外部环境的构成要素很多，其中影响公立医院承担社会功能的关键因素主要有医疗体制、医疗卫生政策、以及激烈的市场竞争和医院所辖地公众对医院服务的期望等。

（一）医疗体制

所谓医疗体制，是指国家为解决社会医疗问题而建立起来的、以医疗服务供给体系为主要主体的、包括医疗保障体系、医疗救助体系和医疗监管体系等在内的医疗制度。其中医疗服务供给体系中的重要主体——医院在解决社会医疗问题上所起的作用可以用举足轻重来形容。没有医院，何以解决大批量疾患者的苦痛，何以维护和保证疾患者与非疾患者的健康，没有医院，又何以化解因疾患而引起的各种社会矛盾和稳固政府的合法性根基？基于此，有部分学者认为，建立好公立医院、尤其定位好公立医院的社会功能是解决上述问题最直接、最有效的途径的之一。在他们看来，作为政府投资建立的公立医院，不仅在整个医疗服务供给体系中占主导地位（如我国公立医院的总数占我国医院总数的68.2％），而且在事实上是替政府履行职能。这里需要特别指出的是，关于公立医院的举办主体问题，尽管当前人们对公立医院的举办主体还存一定的争论，但一个不容否认的事实是，世界上大多数国家的绝大部分公立医院均是由政府投资举办，即使有部分公立医院的投资主体不是政府（只占极少数），但是其宗旨与政府投资举办的医院的一样，均把公益性作为其本质属性，把为社会提供尽可能的医疗服务产品当作自己的终极目标，因此，本研究十分赞同上述学者的观点，与此同时，我们还认为，科学定位公立医院的社会功能是建设好公立医院前提，建设好公立医院是健全医疗服务供给体系的核心，健全医疗服务供给体系则是完善医疗体制的关键（见图4-1）。

图4-1的逻辑关系显示，医疗体制所包含的四大体系，与公立医院之间的关系均是一种直接的、双向式的或相互依存的关系。尽管公立医院社会功

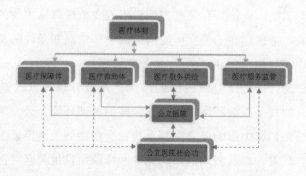

图 4-1 公立医院功能定位与医疗体制间的逻辑关系图

能仅与医疗服务供给体系之间才是直系血缘，但并不意味着其与其他三大体系就没有血缘关系，只不过它们之间相隔一代罢了。因此，公立医院社会功能除受医疗服务供给关系的直接影响外，其还受其他三大体系的间接影响。但限于篇幅，本文仅从公立医院的本质属性和经营宗旨两个方面探讨医疗体制公立医院社会功能的影响。

1. 公立医院的公益性本质属性及其职能

公立医院的公益性本质以及其替代政府履行公共服务职能的行为，不仅使其成为医疗服务供给体系中不可或缺的一个组成部分，同时还使其成为公立医院确定其社会功能的前提和依据。众所周知，医疗服务供给体系中的医院系统除政府投资的公立（非营利性或公益性）医院外，还有其他社会资本投资的公益性医院和非公益性（营利性或私立）医院。营利性医院与非营利性医院最大的不同在于营利性医院追求经济利润最大化，而非营利性医院的最大诉求则是社会效益最大化。在一个不完善的市场体制下，假设政府既不投资办公立医院（依靠其他社会主体办公益性医院），又放任医疗服务供给市场，那么，营利性医院就完全有可能垄断整个医疗服务供给市场来追求所谓的高利润，垄断不仅可能造成非营利性医院的生存危机，而且将导致人群健康的两极分化。假设政府既不投资办公立医院，但也不放任医疗服务供给市场，而是运用行政、经济等手段来干预市场，那么，当市场失灵时，政府用什么来调节医疗服务供给市场？换言之，即用什么来应对国民对医疗服务产品的需求的问题。基于此，我们认为，政府投资办公益性医院（公立医院）不可或缺。既然公立医院在医疗服务供给市场不可或缺，那么，是否医疗服务供给市场有了公立医院就意味着人们对公共医疗服务的需求就能得到满足？显然，答案是否定的。在一个不完善的市场体制下，如果放任公立医院参与医疗服务供给市场的竞争，那么，公立医院就有可能因生存、发展或因个人利益或小团体利益而使其逐步走向逐利化，进而使之成为医疗供给市场的新垄断者。既然政府不能放任医疗服务供给市场（因存在市场失灵），那么，是否意味着政府要进行全面干预？凯恩斯主义的政府全面干预思想，历史已经证明了其同样失败，我国改革开放前的医疗卫生服务供给市场就是一个典型的例子。为避免公立医院在不完善的市场体制下形成新的垄断，也为了使医疗服务供给市场能有效提供公共医疗服务产品来满足国民对公共医疗服务产品的需求，同时也为了提高公立医院的运营效率，对公立医院的社会功能进行重构是必要的，换言之，即医疗服务供给市场的变化，是公立医院进行社会功能重新定位的前提之一。

2. 公立医院的非营利性经营宗旨

公立医院的非营利性宗旨是医疗保障体系和医疗救助体系功能得以发挥的关键，反过来，医疗保障体系和医疗救助体系又影响着公立医院社会功能的实现。所谓医疗保障体系，是指一个国家为解决居民的医疗防病治病问题而构建的有关医疗保障构成要素的集合。它包括医疗保障的法律法规和制度，医疗服务机构和医药机构，医疗保障基金的筹集、分配、支付、管理、经办和监督制度等要素。[①] 由于各国的社会制度不同，各国的经济发展水平不一等原因，世界各国的医疗保障体系也不尽相同。尽管如此，但各国的医疗保障体系构建的逻辑起点和终点基本一致，即均是为了解决域内居民的医疗服务需求、保障居民身心健康而建立一整套与公立医院活动有关的制度体系。我国医疗保障体系的构建亦不例外。在我国乃至世界其他国家医疗保障体系的各构成要素中，医保基金制度体系是核心。众所周知，没有医保基金或医保基金短缺，那么，医疗保障体系的有效运行就有如"缘木求鱼"；筹集了足够的医保基金，没有科学合理的分配、支付方式和标准，且缺乏有效的管理和监督，那么，势必造成医保基金的严重浪费或贬值，甚至还有可能利用其寻租而引发一些新的社会矛盾。医保基金的这种核心作用，具体体现在其与公立医院的相互依存关系上。一般认为，非营利性是公立医院的经营

---

① 靳朝晖：《关于国内外医疗保障体系的比较与评价》，中国对外贸易大学．2005

宗旨，因此，其不能像营利性医院一样以高额利润回报作为其运营的逻辑起点。当然，这里须要强调的是，非营利不是不能营利，而是所获之利不能用于公益以外的其他活动（具体观点，前文已述）。在市场经济条件下，公立医院运营所需要成本却与营利性医院运营所需成本基本相当，甚至有时还会因寻租等问题导致其运营成本远远高于营利性医院。当公立医院运营成本远远高于其经济收益、且国家对公立医院的财政直接补贴过少之时，其发展势必受阻。在这种情形下，公立医院必然拓展与营利医院不一样、且尽量与其所运营性质相同的新业务，以此获取实现其社会功能价值的资本。而作为解决居民就医看病难题的医保基金，同样需要有生产和提供公益性医疗服务产品的合作者，尽管其可以选择营利性的合作者，但是从节约医保基金和促进医保基金作用发挥到极限的角度审视，公立医院才是其最佳选择。当然，当公立医院亦开始向纯"经济人"发展之时，医保基金就会选择"用脚投票"[1]。这时，公立医院先前承担的社会功能内容亦必将发生改变。

所谓医疗救助制度，是指通过政府拨款和社会捐助等多渠道筹资建立基金，对患大病的农村五保户和贫困农民家庭、城市居民最低生活保障对象中未参加城镇职工基本医疗保险人员、已参加城镇职工基本医疗保险但个人负担仍然较重的人员以及其他特殊困难群众给予医疗费用补助（农村医疗救助也可以资助救助对象参加当地新型农村合作医疗）的救助制度。[2] 从对该概念的理解来看，医疗救助制度是医疗保障制度的延伸，其基金与医疗保障基金对公立医院及其社会功能的影响具有较高的同质性。但是医疗救助制度在现实操作上的思想分歧（即"管大病"还是"大病小病都管"），使其对公立医院承担社会功能的影响亦不一样（当然，其前提是医疗救助基金选择与公立医院合作）。具体表现在两个方面：一方面，如果按"管大病"思路，那么，医疗救助就只能为贫困人群的大病医疗开支（一般是指住院费用）提供部分报销。该操作思路，对公立医院的影响有二：一是在一定程度上促使公立医院只承担大病救治的社会功能；二是造成公立医院拥挤而使公立医院社会功能难以获得最大化实现。另一方面，如果按"大病小病都管"之思路，

---

① Buchanan, James M. and Gordon Tullock. (1962), *The Calculus of Consent*. Ann Arbor: University of Michigan Press

② 《医疗救助制度》，http://baike.baidu.com/view/979281.htm

那么，医疗救助就可以为贫困人群的大病、小病医疗开支（一般指大额费用，不仅仅指住院费用，还包括不住院所产生的数目较大的费用）提供资助。该操作思路，对公立医院的主要影响则是：公立医院承担的社会功能内容更广，体现公立医院和医疗救助制度价值的机会越多，公立医院的资源利用率和服务的可及性更高更广。

（二）医疗卫生政策

对于事物的发展而言，没有航灯，会迷失方向，没有规矩，则不成方圆。公立医院发展亦不例外。在公立医院发展的外部环境各要素中，为公立医院发展指明方向并同时扫清前进道路障碍的领路者和保护者唯有医疗卫生工作的方针与政策。医疗卫生工作方针政策，亦称医疗卫生政策，它是指国家和政党为维护居民健康并针对某一时期而制定和颁发的医疗卫生工作主要目标、任务和行动准则的总称。根据张国庆（1997）对政策类型的三种政策表现形式划分，医疗卫生政策主要包括以宪法、基本法和卫生专业法为主的法律型医疗卫生政策，国务院、卫计委、以及地方人大和政府制定和颁发的有关医疗卫生工作的规制（包括条例、办法和细则等）等法规型医疗卫生政策，以及中央和地方党委、政府制定的有关医疗卫生的决定、决议和意见等指示型医疗卫生政策（如卫生工作方针）。比较而言，上述医疗卫生政策对公立医院发展的功用是：指示型医疗卫生政策较为宏观，法规型医疗卫生政策较为具体、直接和有效，法律型医疗卫生政策则在保驾护航上最为有力。其中前两类在公立医院承担怎样的社会功能并加以实现之最为明显。

1. 指示型医疗卫生政策

在指示型医疗卫生政策中，对公立医院承担社会功能起导向作用的政策是医疗卫生工作方针。"方针"原意为罗盘针，后被比喻为指导工作或事业前进的方向或目标。据此推论，医疗卫生工作方针可以诠释为引导医疗卫生事业前进的方向和目标。马克思主义学说认为，方向是一种意识形态，一旦形成，不会轻易改变。目标不一样，它是具体的，与方向比较，它是动态的。也就是说，目标可能会随时间、环境等的变化而不断变化。据此，我们认为，医疗卫生工作方针是：指引医疗卫生事业在一定时期内的前进方向和目标。根据该概念不难看出，时限性是医疗卫生工作方针的主要特点。我国公立医院社会功能的变化，在很大程度上受制于医疗卫生工作方针的时限性。例如：我国于20世纪50年代确立的四大医疗卫生工作方针——面向工农兵，预防为主，团结中西医，卫生工作与群众运动相结合和20世纪80年代确立的"预防为主，面向农村，中西医并举，全社会参与，人人享有卫生保健"的医疗卫生工作方针以及20世纪90年代初确立的"预防为主，依靠科技进步，动员全社会参与，中西医并重，为人民健康服务"的医疗卫生工作方针相比较，后者明显减少了一些政治色彩，增加了时代进步的要求。如果说20世纪50年代的公立医院由于受当时政治的影响而使其主要服务对象按"工、农、兵、学、商"排序的话，那么，20世纪80年代和90年代初的公立医院则因政治色彩减少而扩大了其社会功能。这种扩大了社会功能主要表现在其服务的可及性有所增大（即服务对象有所扩大）和服务的公平性有所增强（即服务对象不再按人的身份和地位等级排队）。如果说20世纪50年代的公立医院能使人人看得起病的话，那么，20世纪80年代和90年代初的公立医院社会功能则有缩减之倾向。这种倾向主要表现在医疗服务的可及性和公平性有所下降。医疗服务的可及性有所下降主要表现在市场经济下公立医院的大量聚集使一些边远山区和落后地区的人群就医困难），医疗服务的公平性有所下降则主要表现为医疗服务需求的两极化趋向十分明显。现阶段的医疗卫生工作方针（1997）与20世纪90年代初的方针基本一致，仅在20世纪90年代方针的首尾各增加一句"以农村为重点"和"为社会主义现代化服务"。尽管只增加了两句，但与先前的医疗卫生方针相比较，医疗卫生工作的重点、依靠力量和工作宗旨均发生了改变，尤其是医疗卫生工作重点的改变，迫使公立医院在新的历史阶段不得不把工作重心转向农村，同时，公立医院的社会功能也就不得不随之改变。

2. 法规型医疗卫生政策

在法规型政策中，对公立医院社会功能影响最大的因素应是卫生经济政策。所谓卫生经济政策，是指与特定的社会制度和社会经济发展水平相适应的、规定卫生事业总体发展目标和方向的、有关卫生资源筹集、配置、开发和利用方面的法令、措施、条例、和规划的总和（徐琼花，2010）。它主要包括对医院的预算补助政策、药品加成收入留用政策、对预防保健机构的补助政策、税收政策和医疗保险政策等。在五大补助政策中，前两者在某一程度上直接决定医院社会功能，后两者对医院社会功能所起作用相对较弱。以我国近 70 年来对医院的预算补助政策为例，改革开放前的 30 余年中，我国政府对医院的预算补助政策大约经过了三个阶段的变化。一是 1949 年至 1955 年期间的"统收统支"政策（1951）。所谓统收统支，即医院收入全部上缴财政，医院支出编入政府财政年度预算，财政所拨款项，实行专款专用。在这种收支两条线的财政预算补助政策影响下，医院的服务特征表出现高度同质化——运营成本高，运营效率低，主动开拓新业务（尤指具有公益性的新业务）的欲望不强，实现社会功能的能力不足；二是 1955 年至 1960 年期间的"全额管理、差额补助"政策（1955）。所谓"全额管理，差额补助"，即医院收入和支出均纳入国家年度财政预算，医院年度实际运营所产生的收支差额再由财政拨款予以补助，结余则全部上交财政。该政策尽管对国家控制财政资金的供给起到较好作用，但是对医院社会功能实现的影响却比之前的政策似乎有过之而无不及。如果说"统收统支"政策还给医院主动开拓新的公益性业务或努力实现国家给定的公益性业务留有一定空间的话，那么，该时期的政策却在一定程度上封堵了这一空间，尤其是"结余上交"之规定，更加重了医院的惰性。三是 1960 年至 1979 年期间的"全额管理、定项补助、预算包干"政策（1960），即所谓包工资补助办法。包工资补助是指财政按医院的"人头"的结构工资（仅包括基本工资，福利工资和工会会费）进行包干补助。该政策对公立医院社会功能的影响表现为：医院提供公共医疗服务的项目不仅没有扩大，反而开始有了缩减的迹象，医院对于公共医疗服务项目的工作效率和服务质量急剧下降。如，一些本应由于医院提供、且医院有能力提供的公益性医疗服务项目，不是被人为拒绝就是对之敷衍了事。

改革开放近 40 年来，我国医院预算补助政策发展大致经历了两个不同的历史阶段——改革开放前期阶段（1979－1998）和改革开放转折阶段（1998－）。两个不同历史时期的两种不同医院预算补助政策，不仅对各自所处时期内的医院社会功能定位及其实现影响不一样，而且与改革开放之前的医院预算政策效果大相径同。改革前期（1979－1998），国家对医院的补助实行"全额管理、定额补助、结余留用"政策（1979）。从该政策的内容看，除"全额管理"的实质与改革开放之前的预算补助政策的"全额管理"基本一致外，其他内容均发生了颠覆性变化。其中最为明显的内容是"结余上交"和"结余留用"，其次是"定项补助"和"定额补助"。"结余上交"政策使医院基本丧失经营自主权，从而降低了医院的积极性，并由此导致医院只能承担有限的社会功能。"结余留用"政策则增加了医院的经营自主权，调动了医院改革的热情和积极性，并在一定程度上扩大了医院社会功能的范围。但是，事物的发展均有两性，市场经济条件下，医院经营自主权的扩大，不仅导致了医院床位规模的盲目扩大和医院设备的盲目更新，引发了医疗服务市场的乱象（如无序竞争、垄断等）和部分医疗服务资源的浪费，更为严重的是导致了公益性医疗服务产品的紧缺。"定项补助"政策与"定额补助"政策的区别是，以"人头"工资补助为主要的定项补助转变为以编制床位为主的定额补助。这种转变于医院的作用主要体现在两个方面：一方面，该政策调动了医务人员的工作积极性，激励医院承担了更多的社会功能，并在一定程度上缓解了国民就医看病的难题；另一方面，该政策迫使一些医院为争取更多财政补助而盲目增加编制床位。当财政补助不足以弥补增加床位后亏损之时，医院将势必缩减基本无利可图的公益性医疗服务项目来实施其所谓的开源节流计划中"节流"计划。显然，这种节流方式是导致当前医院公益性本质流失严重的重要原因之一。改革开放转折时期（1998—），国家对医院实行"核定收支、定额或定项补助、超支不补，结余留用"的预算管理（补助）办法（政策）（1998），地方则可以结合本地实际，对有条件的医院开展"核定收支、以收抵支、超收上缴、差额补助、奖惩分明"等多种管理办法或多种政策式的试点。该政策相对于改革开放初期的医院预算补助政策来说，其最大特点是对医院进行分类补助和对超预算支出费用不再补助。所谓分类补助，即按医院规模大小进行补助。其中大中型医院一般实行定项补助，小医院型则一般实行定额补助。国家对医院的这种分类补助政策，给医院带来的正面影响主要有三：一是在客观上激发了医院去承担更多的社会功能（社会责任）；二是在主观上均衡和保证了医院为实现社会功能所需要的运转资金；三是在事实上减少了医疗服务资源的浪费，生产和提供了更多的医疗服务产品，提高了财政资金的利用率。负面影响则主要表现小型医院逐年缩减，大中型医院逐年增多，医院服务的可及性和公平性明显下降。

（三）医疗服务市场竞争程度与公众期望值

市场作为一种交易或交换活动的场所，早在原始社会就已有之。但现代意义上的市场，突破了原始市场简单"物物交换"功能的内涵，通常被作为一种承载复杂商品经济运行的载体而存在。因此，这里所谓的市场，是相对于原始市场而言的、是为了买卖某些商品而构成的人群集合。一般认为，物作为商品的首要前提是需求。也就是说，没有需求的物就没有市场价值，没有市场价值的物就不构成商品。所谓需求，按经济学和管理学的解释是即有想获得的欲望，同时又有获得的能力（即购买能力）。基于此，有学者认为，市场不是一种供给和交换关系的总和而是一种需求。[①] 假设市场是一种需求（本研究认为，不存在假设，是客观事实），那么，医疗服务市场较为合理的解释就是：人们根据医疗服务收费水平和自身经济负担能力，愿意并且能够购买的医疗服务需求数量（黄欣如，2003）。尽管该解释作为医疗服务市场的抽象概念还存在瑕疵，但并不妨碍其说明社会主义市场经济条件下的我国医疗服务市场不仅客观存在，而且这个市场是一个充满激烈竞争、且竞争程度大小直接影响医院社会功能实现的市场。以我国建国以来的医疗服务市场为例，改革开放前，由于国家对医疗服务生产资料拥有绝对撑控权，医院（公立医院）只能按国家的指令性计划进行生产和经营，因此，该时期的医疗服务市场可以说基本无"市"可言。医疗服务市场无"市"，医院间就不存在竞争，医院间没有竞争，医院就不可能生产出更多的医疗服务产品，没有更多的医疗服务产品，医疗服务市场就会像一滩死水，即使人们对医疗服务产品的需求有如惊涛骇浪，医院也能做到"独善其身"（因其有政府撑腰）。然而，事物的发展并非是一成不变的，随着我国社会主义市场经济体制的建立和发展，医疗服务的无"市"化局面得以扭转，医疗服务市场经济开始得以形成，公立医院先前的处世哲学亦随之瓦解。原因有三：一是国民对医疗服务的需求有增无减但求之困难；据卫生部统计数据显示，2004 年至 2010 年底，我国各类医疗机构的门诊人数从 130 452.7 万人次，增加到 203 963.3 万人次，7 年间增长了 36%；入院人数从 6 676 万人增加到 14

---

① 张维纯：《医疗服务需求向健康服务需求的转变》，《经济全球化背景下的服务营销会议论文集》湖北省市场营销学会 2004 年学术年会，2004：690－693

174 万人，7 年间增长了 52.9％。但 7 年间每千人口卫生技术人员数却只增加了 0.8 人，人员增长比例仅为 18.3％。由此可见，我国医院服务供求之间的巨大差距。二是民营医院尤其是营利性医院的大量涌现，使我国医疗服务市场开始有了真正意义上的"市"。据有关数据表明，从 2003 年到 2010 年底，我国营利性医院总数从 2026 家增加到 5096 家，占当年医院总数的 24.4％，而 2003 年的营利性医院仅有 2026 家，仅占当年医院总数的 11.4％，8 年间上升了 13 个百分点；三是国家对公立医院逐步"断奶"和公立医院出于对自身利益的追求，迫使公立医院参与医疗服务的市场竞争。

经济学如是说，只要存在市场，就存在竞争，竞争是市场经济的灵魂。医疗服务有了市场，医院间也就存在竞争，竞争是医院得以持续发展的源动力。在一个充满竞争的医疗服务市场环境下，无论是公立医院还是私立医院（即民营医院），都面临着优胜劣汰的强大压力。出于生存和发展的考虑，各类医院都会采取一切可能的手段（包括管理变革、医疗技术水平和服务质量提升、医疗业务拓展与收缩、裁减人员和更新设备等）去占领更多的市场份额。对于民营医院中的营利性而言，因其本性使然，所以，即使其采用上述所有手段也无可厚非（前提是获得患者及医院职工和政府的认同）。但对公立医院而言，上述手段大多手段可以采用，唯有业务这一项，却不能随意缩减，否则，就有可能得不到公众的认同而致使其公益性流失。当前我国公立医院之所以饱受质疑，与其在参与市场竞争过程中随意删减公益性业务，或者把一些公益性业务转变成非公益性业务等有很大关联。例如：对一些费力不讨好（即难以盈利）的诸如家庭出诊和家庭护理、居民健康档案和健康教育等业务，在现实中几乎没有医院问津或极少有医院问津；对诸如急救性和救助性等业务，现实中的绝大部分医院采取"一手交钱，一手交货"的操作模式，从而导致一些无故的生命只能苟延残喘甚或终止。当然，话得说回来，尽管医疗服务市场的竞争可能使公立医院产生上述负外部效应，但如果这个市场的竞争机制是良性的或者是完善的，那么，其同样能令公立医院产生诸如患者治愈率高、服务范围广、服务公平性强等正外部效应。

此外，我国公立医院的社会功能还受社会公众对医院服务的期望和医院所辖地域经济发展水平等因素的影响。一方面：改革开放后的前 20 年，由于政治体制改革滞后于经济体制改革等原因，我国社会阶层两极化趋向较为明显（具体表现为穷者越穷、富者越富），甚至直到今天，这一现象也没有得到有效扼制。社会阶层的这种两极化，不仅造成了人们对医疗服务的需求差异，而且为公立医院的可持续发展埋下了深深的隐患。例如，对于富裕人群中的大部分人群而言，他们希望在拥有高端诊治环境、先进的医疗技术设备、高质的医疗服务水平的医院就医看病，而对于占我国人口绝大多数的普通人群和贫困人群而言，无论是对医院的诊治环境还是对医院诊治技术设备的先进性程度的要求均不高，他们唯一的诉求是"病有所医，医有所好"。依据公立医院代行政府职能之学说（前文已述）和少数服从多数之民主决策的原理，公立医院承担的社会功能应根据大多数社会公众（这里指普通人群和贫困人群）的需求而定。然而，可叹的是，在我国公立医院社会功能定位的顶层设计上，由于富裕人群和院方代表拥有绝对的话语权和一般人群或贫困人群几乎没有话语权（即使有极少人群拥有一定话语权，也有可能迫于某些原因或压力而失声）而导致当今公立医院的社会功能逐渐弱化。另一方面，地域经济发展水平也影响着公立医院社会功能的承担和发挥。改革开放政策——优先发展东南沿海地区，使我国东、中、西部地区的经济发展处于极度不平衡状态，尽管现在三地的差距有所缩小，但对于公立医院的财政补助（前文已述）和对个人的医保补助均存在较大的差距。如新农合基金中地方政府筹措部分，东南沿海一些经济较发达地区的地方财政补贴达每人 100 元的标准，而西部地区，按国家标准每人 20 元的配套都无法保证。财政补助差异，势必引起医院服务内容的差异，因此，对我国公立医院社会功能进行无差别定位并不可取，而是应该针对不同地区的经济发展水平、不同地区医疗服务需求、以及公立医院类别、等级等进行分类分级定位。

四、新医改背景下我国公立医院的社会功能边界

根据 2009 年 3 月国务院颁发的《中共中央国务院关于深化医药卫生体制改革的意见》（简称《意见》）和 2009 年 4 月卫计委颁发的《医药卫生体制改革近期重点实施方案（2009－2011 年)》（简称《方案》）以及 2012 年 6 月国务院颁发的《关于县级公立医院综合改革试点意见的通知》（简称《通知》）和 2012 年 10 月国务院颁发的《卫生事业发展"十二五"规划》（国发

[2012] 57 号）等有关文件精神，结合当前我国公立医院承担社会功能的现状，本研究认为，对我国各类公立医院社会功能边界进行重新界定迫在眉睫。尽管 2012 年的《通知》已明确了县级公立医院的社会功能边界为："主要为县域居民提供基本医疗服务，包括运用适宜医疗技术和药物，开展常见病、多发病诊疗，危急重症病人救治，重大疑难疾病接治转诊；推广应用适宜医疗技术，为农村基层医疗卫生机构人员提供培训和技术指导；承担部分公共卫生服务，以及自然灾害和突发公共卫生事件医疗救治等工作"[①]，但该边界所反映的仅仅是县级公立医院的整体性社会功能，对于其他等级别（如市级或三级）、其他类别（如中医、综合、专科等）公立医院到底应当承担什么样的社会功能却还缺乏可操作性，因此，很有必要结合公立医院类别及其等级层次来定位其社会功能。

（一）不同类型公立医院的社会功能边界

1. 不同类型公立医院规模发展与居民医疗服务需求现状分析

据《中国卫生统计年鉴》（2004－2011）所公布的有关数据表明，尽管我国医院总量规模发展呈震荡上升趋势，但各类医院在整个医疗系统中的地位和作用基本保持不变。从发展趋势看，五类医院中的专科医院变化最大，综合医院次之，其他三类医院最小；从五类医院的规模总量看，综合医院居五类医院之首，且远远超过其他四类医院的总和，其次是专科医院和中医医院，中西医结合医院和民族医院均位于整个医院服务系统的最底层（见图4-2）。众所周知，公立医院在我国医院服务系统中占据绝对的主导地位，因此，其总量规模远超私人医院（见图 4-3），社会公众在各类医院的诊疗人次数亦远超私人医院（见图 4-4）。

图 4-3 表明，在我国各类公立医院中，综合医院不仅在总量规模上超过其他四个医院的总和，而且其所承担的社会功能比重亦超过其他四类医院（以社会公众在各类医院的诊疗人次数为标准进行推算，见图 4-4），位居其后的依次是中医医院、专科医院、中西医结合医院和民族医院。尽管如此，但需引起重视的是，图 4-2 和图 4-3 相比较，各类医院机构总量在发展过程

---

① 卫生部等：《关于县级公立医院综合改革试点意见的通知》，http：//www.moh.gov.cn/tigs s3581/201206/c14c25adab7d4b79b2f27e2b91af8797.shtm

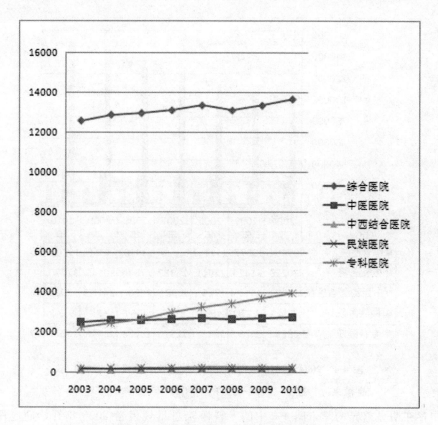

图 4-2　2003—2010 年我国各类医院总量规模发展曲线图

（资源来源：根据《2004—2011 年中国卫生统计年鉴》整理）

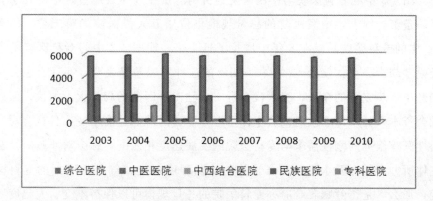

图 4-3　2003—2010 年我国各类公立医院总量规模发展曲线图

（资源来源：根据《2004—2011 年中国卫生统计年鉴》整理）

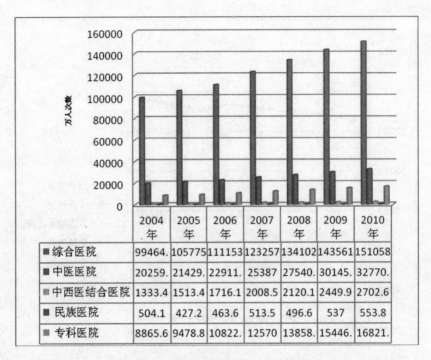

	2004年	2005年	2006年	2007年	2008年	2009年	2010年
■ 综合医院	99464.	105775	111153	123257	134102	143561	151058
■ 中医医院	20259.	21429.	22911.	25387	27540.	30145.	32770.
■ 中西医结合医院	1333.4	1513.4	1716.1	2008.5	2120.1	2449.9	2702.6
■ 民族医院	504.1	427.2	463.6	513.5	496.6	537	553.8
■ 专科医院	8865.6	9478.8	10822.	12570	13858.	15446.	16821.

图 4-4　2004－2010 年我国五类医院诊疗人数发展走势图

（资源来源：根据《2004－2011 年中国卫生统计年鉴》整理）

中存在明显差异的是，图 4-2 中的专科医院总量规模自 2005 年开始超越图 4-3 中的中医医院，并在发展过程中逐渐拉了大两者间的距离。其具体表现在：图 4-3 中的专科医院与中医医院的机构总量在 8 年发展过程中却几乎处于一条平行线上，中医医院的总量规模仍位居五大类医院的第二位。但图 4-2 中的专科医院总量在 8 年中增长了近 1 倍，而图 4-3 中的专科医院的增长幅度却十分小，仅为 5％左右。两者的这种发展差异表明，在社会主义市场经济逐步完善的今天，我国社会资本入驻专科医院的脚步大大加快。假设社会资本入驻（即非政府社会主体举办）专科医院的速度不变，且社会对专科性医疗服务的刚性需求与专科医院的发展速度相匹配，社会对非政府社会主体所办专科医院水平及服务价格的认同程度好于或等于政府办的专科医院，那么，是否意味着政府办专科医院的总量规模可以保持不变、大幅度缩减或是大幅度增加？如果三者均可以考虑，那么，又是否意味着政府办专科医院的社会功能可以保持不变，或随着医院规模总量增加而增加，或随着医院规模总量的缩减而缩减？对前一问题的假设，本研究认为，在一定条件下完全可考虑，而对于后一假设的回答则均持否定态度。前假设之所以可以考虑，是因为其可加快我国医疗服务市场的成熟度。此外，适当缩减政府对医疗服务市场的干预是促进其成熟和减轻政府财政包袱的一个有效措施。后一假设之所以均持否定态度，主要是基于当前我国的基本国情——医疗资源稀缺性和国民之间的贫富分化还比较严重，以及社会主义市场经济机制还不完善等，因此，公立专科医院的社会功能在我国社会转型时期还不能缩减（其他类别医院可以同理类推）

2. 五类公立医院的社会功能边界

既然各类公立医院的社会功能不能在新时期随意删减或增加，那么，新医改背景下的五类公立医院的社会功能边界又在哪里？综合国家早先对公立医院社会功能的整体定位和国内外学者有关公立医院社会功能定位的研究成果（见前文），结合当前我国社会公众在各类医院的诊疗服务情况，假设公立医院总量规模保持当前发展趋势，本研究以为，各类公立医院至少应承担如下社会功能（见表4-4）：

表4-4 我国五类公立医院的社会功能边界

医院类型	纯公共医疗服务产品	准公共医疗服务产品	特殊医院服务产品
综合医院	(1) 预防、计划免疫服务与孕妇健康检查； (2) 居民健康建档与健康教育； (3) 公共卫生应急事件处理； (4) 医学理论科研与医疗技术推广； (5) 承接和管理来自政府与社会的补偿和捐赠（如财政预算补贴、政策补贴、社会器官捐赠和善款筹措等）； (6) 政府指定的医疗救助、义诊、支边支农、对口支援贫困地区基层卫生机构、援外医疗和专家会诊任务等； (7) 重大传染病诊疗； (8) 国际交流	(1) 常见病和多发病的诊疗； (2) 康复医疗服务； (3) 地方病防治； (4) 急救及护理；转诊服务 (5) 高层医学人才培养与专业人才培训； (6) 健康检查等。	(1) 医疗服务市场调节器； (2) 干部疗养； (3) 家庭病床与护理。

医院类型	纯公共医疗服务产品	准公共医疗服务产品	特殊医院服务产品
中医医院	(1) 居民健康建档与健康教育； (2) 公共卫生应急事件处理； (3) 医学理论科研与医疗技术推广； (4) 承接和管理来自政府与社会的补偿和捐赠（不包括器官捐赠以外的其它形式的捐赠） (5) 政府指定的医疗救助、义诊、支边支农、对口支援贫困地区基层卫生机构、援外医疗和专家会诊任务等	(1) 常见病和多发病的诊疗； (2) 康复医疗服务； (3) 现场应急与护理、转诊服务； (4) 健康检查等； (5) 高层医学人才培养与专业人才培训；	(1) 医疗服务市场调节器； (2) 干部疗养； (3) 家庭病床与护理； (4) 中医推广。
中西医结合医院	(1) 公共卫生应急事件处理； (2) 医学理论科研与医疗技术推广； (3) 承接和管理来自政府与社会的补偿和捐赠； (4) 政府指定的医疗救助、义诊、支边支农、对口支援贫困地区基层卫生机构、援外医疗和专家会诊任务等。 (5) 重大传染病诊疗	(1) 常见病和多发病的诊疗； (2) 康复医疗服务； (3) 现场应急与护理、转诊服务； (4) 高层医学人才培养与专业人才培训； (5) 健康检查等。	(1) 干部疗养； (2) 家庭病床与护理。
民族医院	(1) 公共卫生应急事件处理； (2) 医学理论科研与医疗技术推广； (3) 承接和管理来自政府与社会的补偿和捐赠； (4) 政府指定的医疗救助、义诊、支边支农、对口支援贫困地区基层卫生机构、援外医疗和专家会诊任务等。	(1) 常见病和多发病的诊疗； (2) 康复医疗服务； (3) 地方病防治； (4) 现场应急与护理、转诊服务； (5) 高层医学人才培养与专业人才培训。	(1) 干部疗养； (2) 家庭病床与护理； (3) 民族医药推广。
专科医院	(1) 公共卫生应急事件处理； (2) 医学理论科研与医疗技术推广； (3) 承接和管理来自政府与社会的补偿和捐赠 (4) 政府指定的医疗救助、义诊、支边支农、对口支援贫困地区基层卫生机构、援外医疗和专家会诊任务等； (5) 重大传染病诊疗。	(1) 常见病和多发病的诊疗； (2) 康复医疗服务； (3) 转诊服务 (4) 高层医学人才培养与专业人才培训；	(1) 医疗服务市场调节器； (2) 干部疗养； (3) 家庭病床与护理。

(二) 不同等级公立医院的社会功能边界

1. 不同等级公立医院规模发展现状与居民就医意愿分析

据《2011 年中国卫生统计年鉴》数据统计表明，截止至 2010 年底，我国三个不同等级公立医院的总量规模为 10 443 家，其中三级医院 1258 家，二医院 6104 家，三级医院 3081 家，分别占我国医院总量的 12％、58.5％和 29.5％。显然，公立医院这种"两头小，中间大"的分级发展态势，无论从理论还是从实践上看，均难以有效保证我国公立医院的有效运转和有序发展，同时，也难以缓解我国国民因就医看病难而引发的各种社会问题。因此，有学者认为，以医院为基础的三级医疗防护体系的理想网络构架应当呈"金字塔"发展，即一级医院总量规模最大，二级医院次之，三级医院最小（见图 4-5）。

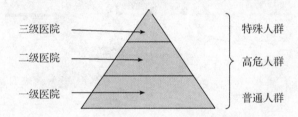

图 4-5　公立医院三级医疗防护理想网络构架发展图

在传统医院管理理论看来，一级医院直接面对的人群最广（普通人群），所提供的服务最基础，因此，其总数规模理应最大。二级医院直接面对的人群次之（主要是面对高危人群），所提供的服务技术难度相对较大，因此，其总数规模应次之；三级医院直接面对的人群最小（特殊人群），所提供的服务技术难度最大，因此，其规模总数应为最小。此外，从医院履行社会功能的效应角度审视和节省患者交易成本考虑，图 4-5 也应当是我国医疗防护体系的理想网络构架。但现实情况却是：一级医院鲜有人问津，医院运营效率低下；二级医院超于饱和，但诊疗效果很不乐观，医患矛盾时有发生，从而导致其社会功能的有效发挥受阻（如拖延转诊、对一级医院进行业务指导，承担一定的科研与教学任务等），三级医院诊疗效果虽然较好，但人满为患，从而给其发挥其它社会功能造成很大阻力（如指导一、二级预防工作和对下级医院进行业务指导和人才培训等）。导致这种现状的原因很多，其中最重要的原因就是三级医院集中了最好的人力、物力，诊疗环境和诊疗效果最佳，因此，大多数人群均愿意选择去三级医院诊治。但是，如果按我国当前的三级医疗防护体系布局（省、市级设三级医院 C、县市级设二级医院 B、乡（镇）级设一级医院 A）不变，各级医院服务价格不变、各级医院对于一般病种诊治的效果趋同，患者居住地与 A、B、C 家医院的距离为 A＜B＜C，那么，大多数患者就会从节省接受医疗服务的支出成本（依据成本边际效用原理）而依次选择 A 类、B 类和 C 类医院（如图 4-6）。简言之，即患者就医意愿除诊治疗效和服务质量外，还与交易费用有很重要的关联。

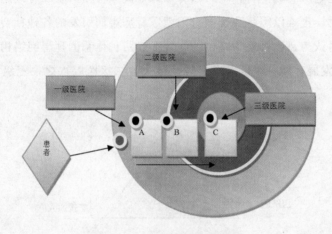

图 4-6　一般患者就医意愿图

2. 不同级别公立医院应承履的社会功能边界

上述假设结果不仅表明了当前我国医疗服务资源配置不均衡性，更为重要的是说明了各级医院没有真正明了其应承履的社会功能边界到底在哪里。根据我国医疗卫生事业"十二五"发展规划的有关精神，结合前文分析，本研究认为，综合医院、中医医院和专科医院的三个不同级别至少应承履如下社会功能（见表 4-5、表 4-6、表 4-7）：

表 4-5　不同等级综合性公立医院的社会功能边界

医院等级	纯公共医疗服务产品	准公共医疗服务产品	特殊医院服务产品
一级医院	(1) 一级预防； (2) 计划生育服务； (3) 突发性公共卫生应急医疗服务； (4) 医疗保障和医疗救助。	(1) 以常见病诊疗为主，兼顾多发病和地方病； (2) 保健与康复服务； (3) 转诊服务； (4) 急救及护理；	(1) 协助高层次医院搞好中间或院后服务； (2) 政府指定任务。

医院等级	纯公共医疗服务产品	准公共医疗服务产品	特殊医院服务产品
二级医院	(1) 以二级预防为； (2) 适当科研与技术推广； (3) 突发性公共卫生应急医疗服务； (4) 对一级医院进行技术指导； (5) 承接和管理来政府及社会的补偿与捐； (6) 医疗保障和医疗救助赠。	(1) 以多发病和地方病诊疗为主，兼顾常见病； (2) 保健与康复服务； (3) 转诊服务； (4) 急救及护理； (5) 中等专业人才培养（临床实习、实训）。	(1) 市场调节（便民服务、产品定价等）； (2) 干部疗养； (3) 家庭病房及家庭护理； (4) 协助高层次医院搞好中间或院后服务； (5) 国家指定的其他任务（支边、支农、对口援助）。
三级医院	(1) 三级预防； (2) 突发性公共卫生应急医疗服务； (3) 承担省以上的科研课题和适宜技术开发； (4) 指导和培训二级医院卫技人员开展诊疗活动； (5) 承接和管理来自政府与社会的补偿和捐赠； (6) 医疗保障和医疗救助。	(1) 以高危病与疑难病的诊疗为主，兼顾多发病和地方病； (2) 高危病人监测； (3) 急救及护理； (4) 高等医学教育； (5) 承担临床实习与教学，承担毕业后教育、继续教育；	(1) 市场调节（便民服务、产品定价等）； (2) 干部疗养； (3) 家庭病房及家庭护理； (4) 国家指定的其他任务（支边、支农、对口援助）； (5) 组织和参与国内外学术交流

表 4-6 不同等级中医医院的社会功能边界

医院等级	纯公共医疗服务产品	准公共医疗服务产品	特殊医院服务产品
一级医院	(1) 健康教育； (2) 突发性公共卫生应急医疗服务； (3) 医疗保障和医疗救助。	(1) 常见病、多发病和地方病诊疗； (2) 保健与康复服务； (3) 转诊服务； (4) 急救及护理；	(1) 协助高层次医院搞好中间或院后服务； (2) 政府指定任务。
二级医院	(1) 适当科研与技术推广 (2) 突发性公共卫生应急医疗服务； (3) 对一级医院进行技术指导； (4) 承接和管理来政府及社会的补偿与捐； (5) 医疗保障和医疗救助赠。	(1) 以多发病和地方病诊疗为主，兼顾常见病； (2) 保健与康复服务； (3) 高危病人监测； (4) 转诊服务； (5) 急救及护理； (6) 中等中医专业人才培养（临床实习、实训）。	(1) 场调节（便民服务、产品定价等）； (2) 家庭病房及家庭护理； (3) 协助高层次医院搞好中间或院后服务； (4) 国家指定的其他任务。

医院等级	纯公共医疗服务产品	准公共医疗服务产品	特殊医院服务产品
三级医院	（1）突发性公共卫生应急医疗服务； （2）承担省以上的科研课题和适宜技术开发； （3）指导和培训二级医院卫技人员开展诊疗活动； （4）承接和管理来自政府与社会的补偿和捐赠； （5）医疗保障和医疗救助；	（1）以高危病与疑难病的诊疗为主，兼顾多发病和地方病诊疗； （2）高危病人监测； （3）急救及护理； （4）医学教育； （5）高等中医专业学生的临床实习与教学； （6）毕业后教育、继续教育；	（1）市场调节（便民服务、产品定价、患者分流等）； （2）干部疗养； （3）家庭病房及家庭护理； （4）国家指定的其他任务（支边、支农、对口援助）； （5）组织和参与国内外学术交流、中医国际推广。

表 4-7 不同等级专科医院的社会功能边界

医院等级	纯公共医疗服务产品	准公共医疗服务产品	特殊医院服务产品
二级医院	（1）居民健康建档 （2）适当科研与技术推广； （2）突发性公共卫生应急医疗服务； （3）承接和管理来政府及社会的补偿与捐； （4）医疗保障和医疗救助赠。	（1）普通地方病、职业病及其他专科性疾病诊疗； （2）保健与康复服务； （3）高危地方病、职业病及其他专科性疾病监测； （4）转诊服务	（1）市场调节（便民服务、产品定价等）； （2）协助高层次医院搞好中间或院后服务； （3）国家指定任务。
三级医院	（1）突发性公共卫生应急医疗服务； （2）承担省、市级科研课题和适宜技术开发； （3）指导和培训二级医院卫技人员开展诊疗活动； （4）承接和管理来自政府与社会的补偿和捐赠； （5）医疗保障和医疗救助。	（1）以高危、疑难性地方病、职业病及其他专科性疾病诊疗为主，兼顾普通； （2）高危地方病、职业病及其他专科性疾病监测； （3）专科或全科学生的临床实习与教学。	（1）市场调节（便民服务、产品定价、患者分流等）； （2）家庭病房及家庭护理； （3）国家指定任务（支边、支农、对口援助）；

　　表 4-5、表 4-6 和表 4-7 显示，综合医院、中医医院在三个不同等级上的社会功能具有较高的同质性，只是考虑到综合医院和中医医院所提供产品的属性（自然属性和社会属性）和各级医院的生产能力，对两种类型各级医院的社会功能进行了归结，因此，表 4-4 和表 4-5 之间也表现出了一些差异性。其中差异性最为明显的是，表 4-5 删除了表 4-4 中的计划生育服务功能，缩减了表 4-4 中的大部分预防功能，固定了医学人才培养的范畴，以及

重点强调了中医技术的国外推广。表 4-6 和前两个表的差异相对来说要大很多。其中首先需要指出的是，由于 2011 年原卫生部《关于专科医院设置审批管理有关规定的通知》中有关专科医院设置必须具有二级以上规模的规定，因此，该表中没有探讨一级医院的社会功能。此外，由专科医院的种类多样，所以，此处只从整体上探讨了专科医院的基本社会功能。图表 4-6 显示，专科医院的基本社会功能包括了一部分预防功能（如把诸如精神病、慢性病等病种的居民健康建档作为预防功能的一个主要功能单独加以列出），基本医疗服务功能则明确提出其应主要针对地方病、职业病和其它诸如眼科、皮肤科、脑科等专科性疾病的诊疗，因此，其社会功能范围相对于前两类医院来说，无论哪一个级别都要小很多。另外，需要引起注意的是，尽管本文对中西医结合医院和民族医院的各级别的社会功能没有加以定位，但是基于两类医院的诊疗特性考虑，本研究认为，两类医院可以分别参照综合医院的中医医院各级别的社会功能定位。即中西医结合医院参照综合医院，民族医院参照中医医院。当然，这种定位方法，可能还存在瑕疵，因此，对于该方法的定位效果还有待进一步考证。

第五章 域内公立医院的规模
现状及其发展趋势

一、域内居民医疗服务需求总体情况

湖南省是位于我国中部一个以农业为主的大省，近年来经济发展水平（地区生产总值）始终处于中部六省前列（均列第 2 位），位列全国前列（均列第 7 位）。年末人口总数排名亦位列于中部六省的第 2 位及全国第 7 位。据《2012 年湖南省统计年鉴》表明，截止 2011 年底，湖南省的地区生产总值为 19 669.56 亿元，年末总人口 7 135.6 万人，相较于 2002 年，两者分别增长了 374％和 8％；城乡居民人均收入分别为 18 844 元和 6 567 元，与 2002 年相比，人均收入分别增长了 171％和 174％；城乡居民人均消费支出则分别达到了 13 403 元和 5 179 元，相较于 2002 年增长了 140％和 150％。也许有人认为，2011 年和 2002 年没有可比性，因为其用了整整 10 年时间，如果把上述增长率再除以 10 年，那么，其年均增长率亦不过如此。尽管如此，但并不掩盖湖南省的经济增长事实，尤其是这个事实背后所隐藏的一个重大民生问题——域内居民的医疗服务需求越来越大的客观事实。据《湖南省卫生统计年鉴》（2002－2011 年）发布的数据表明，2002 年，湖南省各类医疗机构的总诊疗人次数仅为 7 911.39 万人次，住院病人为 257.25 万人次，但截止 2010 年底，前者达到了 20 763.52 万人次，后者达到了 794.79 万人次。10 年时间，前者的累积增长率尽管只 162％，但后者的累积增长率竟然达到了 209％；住院病人手术人次数由 2002 年的 60.03 万人次增长到 2010 年的 131.77 万人次，累积增长量亦达到 120％（见图 5-1）：

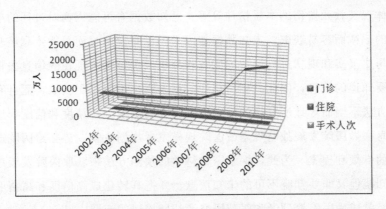

图 5-1 湖南医疗机构近 10 年总诊疗、入院和住院病人手术人次数变化图

（数据来源：据《湖南省卫生统计年鉴》(2003－2011) 整理）

尽管图 5-1 所显示的只是最近 10 年湖南省各医疗机构所提供的医疗服务量，但完全可以依据时间序列法、数据包络分析（DEA）法等预测出其未来 5－10 年的供给量，同时亦可以推导出湖南省未来 5－10 年的医疗服务需求量。本研究依据时间序列法中的二次指数平滑模型对湖南省医疗机构 2015 年的总诊疗与入院服务量进行计算（采用 DPS 数据处理系统 9.50 软件进行计算），获知 2015 年的总诊疗服务量将达到 39，268.17 万人/次，住院人次数达到 1，290.59 万人次。如果把医疗机构的服务量等同于居民的医疗服务需求（事实如此），那么，湖南省域内居民的医疗服务需求量将在 2015 年突破 4 亿人次。

二、基于灰色模型 GM（1，1）的株洲 4 县属医院病人总量预测

制定科学合理的区域医院发展规划或医院规模发展规划，需要有与之相关的可靠数据作为支撑，这些数据包括已知数据和未知数据。这里的所谓已知数据，即已经产生或者是已成为过往的、有时可以用准确的量化结果来表述的确定性信息，如医院过去一年或一月或一个季度接诊了多少病人，产生了多少收益，出资了多少成本等。而未知数据却是与已知数据相对的一个概念，是指还没有发生的、且难以用一个准确的量化结果来描述的信息。如医院的未来病人总量如何、要投入多少的人力、物力和财力才能既产生效率又

充分体现其救死扶伤的本质精神等等。已知数据有可能因为对过往的事件有详细的记载而容易获取，未知数据却因为还没有发生过而只能依靠经验或通过对历史事实和现状进行科学的调查和分析，由过去和现在的信息去推测未来想要知道的信息，因此其相对已知数据来说，不仅难于获取，而且有可能因为方法不当而导致所获得的信息失去精度和信度。用精度和信度都比较低的信息去做医院发展战略规划或医院规模发展规划决策，势必给医院造成不必要的麻烦和损失，为此，探求一种科学的预测方法来获取医院发展过程中还不知晓但又非要知晓不可的未知信息、并把其转化成高信度和高精度的可用信息就成为医院管理者和医院研究者长期探讨的问题。

对医院发展而言，未知晓的信息很多，既包括未来国家对医院的政策、医院的病人总流量、所在地域病种的变化等与医院直接相关的外部信息，又包括医院人力、物力和财力的需求量，以及医院的服务能力、管理水平和服务质量等内部信息。其中病人信息作为医院发展的核心，是医院生存与发展的根本。在市场经济条件下，没有病人，也就意味着医院的命运仅两种：一是倒闭直到消亡，二是被兼并、合并或重组得以重生。因此，对医院病人总量预测的准确与否，是医院生存与发展的关键。有关医院病人总量预测的方法很多，其中 BP 神经网络法、马尔可夫链预测法和灰色预测法作为近年来新兴起的预测方法，尽管其各有独到之处，亦被一些研究者所证明，但因其兴起时间短，在医院管理领域不为大多数人所熟知而运用较少。本研究将利用灰色 GM（1，1）模型对株洲市 4 县属医院未来 5 年的病人总量进行预测，不仅是为了进一步论证和提高上述预测结果信度和精度（湖南省医疗服务需求总量至 2015 年突破 4 亿人次）的可信度，同时也是为民探求一种科学、有效的居民医疗卫生服务需求预测方法，从而为株洲市乃至湖南省制定公立医院发展规划提供可靠的参与依据。

（一）资料收集及处理

本研究所涉及到的病人数据主要源自于 2002 年至 2010 年《湖南省卫生统计年鉴》、湖南省卫生厅提供的年报报表、株洲市卫生局提供的年报报表、以及通过设计《2002 年至 2012 年二级以上公立医院数据采集表》，并以湖南省卫生厅名义深入株洲市 4 家县属医院（样本医院以随机抽样的方式获取）进行实地调研后所获得的一部分原始数据。通过对文献数据的挖掘和调研数据的提炼，以双盲录入形式录入到 Excel 中，建立一个原始的数据库，最后利用 DPS9.50 强大的数据处理功能，对相关数据进行分析和整理。整理后发现，2002 年至 2012 年，株洲市 4 县属医院的病人量呈逐年上升趋势。2002 年，4 县属医院的总诊疗人数仅为 135，503 人次，至 2012 年已增加到 413，443 万人次，年均增长速度达到了 19％（见图 5-2）。

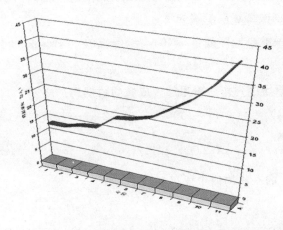

图 5-2　2002－2012 年湖南省株洲市 4 家县属医院病源总量趋势图

图 5-2 显示，湖南省株洲市 4 县属医院的病人总量于 2002 年至 2012 年呈平稳上升趋势。尽管如此，但考虑到定量预测理论希望有更长的原始时间数据序列，因此，本文拟以所获得的株洲市 4 县属医院 2002 年至 2012 年的数据为基础，建立灰色动态预测模型，对该市县属医院未来 5 年的病人总量规模进行预测。结果表明，灰色模型能较好地描述湖南省株洲 4 县属医院的发展现状及趋势，同时也与前述推算结果基本吻合。

（二）预测方法简介

1. 灰色动态模型 GM（1，1）

灰色系统理论[①]是由我国著名学者郑聚龙教授于 1982 年创立的一套以系统分析、信息处理、建模预测和决策控制为主要内容的系统体系，广泛用于工程控制、经济管理、社会系统等众多领域。相对于传统的计量统计学方法而言，其优点在于不需要完整的历史资料，也不需要典型的分布规律，计算量小，并考虑到了多种因素对研究对象的影响从而受到人们的青睐。其基

---

① 邓聚龙：《灰理论基础》，武汉：华中科技大学出版社．2002：5

本思想是直接将时间序列转化为微分方程，建立一个抽象系统的动态发展模型，从而实现以时间序列数据为主的事物进行未来数量大小的预测。换句话说，即利用历年的统计资料，对其未来发展趋势进行预测。该理论中用于预测的主要模型有三，即灰色动态模型 GM（1，1）、GM（1，2）和 GM（2，1）。其中适应于医院病人总量预测的灰色模型为单序列—阶线性动态模型 GM（1，1）。该模型建模步骤如下：

首先，设一组原始序列：$x（0）=（x（0）（1），x（0）（2），\cdots，x（0）（n））$

然后，对原始序列作一阶累加生成新的数据列：

$$x（1）=（x（1）（1），x（1）（2），\cdots，x（1）（n））$$

其中：$x^{(1)}(t)=\sum_{i=1}^{t}X^{(0)}(i)\,t=1,2,\cdots,n$

再次作 $x^{(1)}$ 的一阶均值生成得到：

$$x=（x（2），x（3），x（n））$$

其中：$x（t）=-1/2（x（1）（t-1）+x（1）（t））$ $t=1，2，3\cdots，n$

由此得出灰色预测动态模型 GM（1，1）的微分方程：

$$\frac{\mathrm{d}x^{(1)}}{\mathrm{d}t}+ax^{(1)}=u$$

第 3 步，构造累加矩阵 B 与常数项向量 Y_N，得：

$$B=\begin{bmatrix} -\dfrac{1}{2}（X^{(1)}（1）+X^{(1)}（2）） & 1 \\ -\dfrac{1}{2}（X^{(1)}（1）+X^{(1)}（3）） & 1 \\ \vdots & \vdots \\ -\dfrac{1}{2}（X^{(1)}（N-1）+X^{(1)}（N）） & 1 \end{bmatrix} \quad Y_N=\begin{bmatrix} X^{(0)}（2） \\ X^{(0)}（3） \\ \vdots \\ X^{(0)}（N） \end{bmatrix}$$

第 4 步，用最小二乘法求得灰参数 $\hat{a}$

$$\hat{a}=\begin{bmatrix} a \\ u \end{bmatrix}=(B^{t}B)^{-1}y_n$$

第 5 步，将灰参数代入时间函数：

$$\hat{x}^{(1)}（t+1）=\left(X^{(0)}-\frac{u}{a}\right)e^{-at}+\frac{u}{a}$$

第 6 步，对数 X^{xxx} 作一次累减还原得到：

$$\hat{x}^{(0)}(t+1) = -a\left(X^{(0)^\ast}(1) - \frac{u}{a}\right)e^{-at}$$

或 $\hat{x}^{(0)}(t+1) = X^{(1)}(t+1) - X^{(1)}(t)$

第 7 步，对模型进行诊断及应用模型进行预测

为了检测模型的可靠性和有效性，必须对模型进行诊断或检测。当前比较常用的诊断方法是对之进行后验差检验。所谓后验差检验，即通过计算后验比 C 及小误差概率 P 来检测模型的有效性，如果 C 和 P 值落在可靠范围内（即合格及以上范围值内），则可根据模型对病人总数进行预测，否则，就只能通过残差模型进行重建，待提高模型精度后再预测。C 和 P 的标准值如下表 5-1 所示：

表 5-1　模型预测精度的等级值范围

等级	P 值	C 值
好	> 0.95	< 0.35
合格	> 0.8	< 0.5
勉强	> 0.7	< 0.65
不合格	≤ 0.7	≥ 0.65

2. 预测工具

设计患者情况调查表，利用 Excel 建立原始数据库，采用 DPS9.50 数据处理系统进行运算。

（三）预测过程及结果

根据文献数据挖掘和实地调研数据整理，2002 年至 2012 年株洲 4 县属样本医院历年的病人总量数据如表 5-2：

表 5-2　2002 年至 2012 年湖南省株洲市 4 县属医院病人总量数据表

年份	病人量	年份	病人量	年份	病人量
2002	135 503	2006	196 787	2010	292 518
2003	135 763	2007	204 839	2011	344 651
2004	149 464	2008	220 362	2012	413 443
2005	155 667	2009	256 605		

（注：病人量为总诊疗量，数据来源：湖南省卫生经济学会，株洲市卫生局）

按照前述建立的 GM（1，1）模型的基本步骤，利用 DPS9.50 数据处理系统软件，得到 2003 年至 2012 年株洲市 4 县属医院病人量的预测模型、

拟合值及其相对误差值（见表5-3）。

表5-3　湖南省株洲市4县属医院病人总量的模型拟合值（人）及相对误差

年份	预测病人总量	相对误差（%）	年份	预测病人量	相对误差（%）
2003	137 935.2	12.1433	2008	240 414.9	−5.1445
2004	159 490	6.6859	2009	264 695.7	−4.4177
2005	144 349.1	−8.743	2010	312 116.7	−3.0057
2006	214 694.6	9.7117	2011	376 014.2	0.3563
2007	205 475.1	1.0794	2012	431 221	5.5074

（注：后验比C=0.1410，小误差概率比P=1.0000）

表5-3显示，该预测模型的预测性能较好，相对误差亦不大，其后验比远低于C值标准的0.35，小误差概率亦高于P值的0.95，由此可见，该模型的实际预测能力没有问题。在确定该模型没有问题的基础上，再通过DPS9.50软件计算，获知2013年至2017年株洲4县属医院的病人总量将分别达到446 841人、509 642人、581 271人、662 966人和756 143人。尽管所建GM（1，1）模型在理论上看来有较好的实际预测能力，亦因此预测出了未来5年株洲市4县属医院的病人总量，但是，为了预测值的高精度，本研究亦对依据前述建模方法对模型进行了二次、三次和四次残差多次建模，新建模型的结果显示，还有比一次残差预测更有效能的模型。那就是第三次残差建模后的拟合值更好，实际预测能力更强（见表5-4）。因为此模型的相对误差率不到−0.0789%，且后验比C值仅仅为0.1385，因此，本研究据此预测出2013年至2017年株洲市四县属医院的最有可能的病人总量应分别为4 479 756人、510 716人、582 331人、664 058人和757 312人。

表5-4　湖南省株洲市4县属医院病人总量的模型拟合值（人）及相对误差

年份	预测病人总量	相对误差（%）	年份	预测病人量	相对误差（%）
2003	148 117.4	8.5506	2008	235 126.3	−6.1631
2004	159 490	3.6513	2009	270 786.5	−4.9983
2005	146 366	−11.3278	2010	297 198.3	−3.6626
2006	205 248.8	8.5533	2011	367 742.6	−0.0789
2007	208 346	−0.2745	2012	441 143.7	5.3737

（注：后验比C=0.1385，小误差概率比P=1.0000）

（四）讨论与建议

应用灰色动态模型 GM（1，1）探讨湖南省株洲市四家县属医院未来 5 年病人总量（即居民实际需求量），是基于灰色动态模型 GM（1，1）建立简单方便，且易于修正。与线性回归预测相比，该方法需要的数据量小，所需数据序列既不一定要完整，预测时也无须过多考虑宏观政策、社会经济发展水平、居民消费能力等因子对其的影响。换句话说，即该方法最重要的一点就是可以避免人力因素对预测结果的影响。所以，其预测结果的精度相对于其他方法的预测结果要高。此外，通过对四县属医院的预测结果进行比对，验证了该方法不仅可用于株洲市县属医院的病人总量预测，同时还可以扩大范围，用全省乃至全国县属医院病人总量预测，且预测结果可用于区域医院发展规划和单体医院规模发展规划的制定。

尽管该方法有如此之魅力，但是，这里仍须要指出的是，任何被认为具有高精度预测功能的定量预测方法都遵循一个基本的前提假设，即围绕事物发展的各种因素在所要预测的未来时期与过去的影响因素大体一致，并且具有一定的规律可循的前提假设下进行的预测，预测结果才具有更高的可信度，一旦围绕事物发展的主要因素发生重大改变，预测结果的精度就会受到重创，如发生重大的天灾（如地震、洪涝、冰灾、流感疾病等）人祸（如人为水污染、大气污染、核泄漏等）、金融危机、疾病谱等因素的影响而有可能导致预测方法的失效，因此，建议决策者在使用该预测作为决策时的参考依据时，还须结合其他因素来确定该预测结果的权重。否则，就有可能造成本来就不丰富的医院服务资源的严重浪费。

面对域内居民巨大的医疗服务需求，作为湖南域内公众利益的代言人——湖南省政府及市县级地方政府（暂且抛开市场（指企业）和社会（社会个体、社会群体或团体）该如何回应才能满足或有效缓解居民对医疗服务的需求或因之而引发的各种社会矛盾？相信大多数人都会异口同声回答：增加医疗服务产品的公益性供给是唯一途径。如果仅从"供需"一词的构建逻辑——有需求必有供应，有供应必有需求看，这一回答无疑是正确的。但是，如果从管理学或经济学的角度切入，该回答则显得过于宏观而无法进行操作。管理学理论认为，解决问题的关键不仅仅是知道要做什么，还要知道为什么这样做和怎样做以及谁来做与何时做等问题，换言之，即解决问题的关键并非宏观上的空喊口号，更应注重微观上的有效行动。解决医疗服务需求巨大问题的有效行动包罗万象，其中扩大或缩减医院生产规模被认为是市场经济条件下最有效的行动之一。规模经济理论认为，在市场经济条件下，只要掌握了医院生产规模的度，那么不论是扩大医院生产规模还是缩减医院生产规模，均可以降低医院生产成本和交易成本，并提高医院生产效率。因此，在公立医院生产规模上做文章成为时下当局者解决医疗服务需求巨大的重要法宝。

三、湖南省公立医院的规模现状与发展趋势

（一）湖南省公立医院的规模现状

公立医院规模，即包括总量规模，又包括个体规模，既包括其人力、物力和财力规模，还包括服务能力规模。因此，对湖南省公立医院的规模现状进行描述，需要从多个方面加以考察。据有关统计数据表明，与我国东部地区和中部经济发达地区的公立医院规模相比较，无论是在总量规模、个体规模还是在服务能力规模上，均处于中等偏下水平。具体情况如下。

1. 医院总量规模不足，各级各类医院网点布局失衡

根据《湖南省 2011 年卫生统计年鉴》统计数据表明，至 2010 年底止，湖南省共有 527 家公立医院。其中，三级医院 48 家，二级医院 275 家，一级医院 147 家，末评级医院 102 家；综合性医院 388 家，中医院 115 家，中西医结合医院 6 家，民族医院 0 家，专科医院 63 家，护理医院 0 家。这些医院尽管分布在域内各地、州市，但各级医院在各地区的分布和各地区每万人口拥有的各级各类医院数量看，均存很大的反差（见表 5-2、表 5-3）：

表 5-2　湖南省各级公立医院在各地区的分布和各地区每万人口拥有各级医院数量情况

医院所在地区	各级医院占医院总量百分比（%）				每万人口拥有各级医院的数量（家）				地区人口（万）
	三级	二级	一级	未评级	三级	二级	一级	未评级	
长沙市	33.33	9.09	22.45	13.73	2.27	3.52	4.65	1.97	709.07
株洲市	12.50	6.90	6.12	5.88	1.55	4.90	2.32	1.55	288.08
湘潭市	4.12	5.81	8.84	3.92	0.72	5.79	4.70	1.45	276.45
衡阳市	12.50	8.36	14.65	2.94	0.84	3.21	3.07	0.42	716.6

医院所在 地区	各级医院占医院总量百分比（%）				每万人口拥有各级医院的数量（家）				地区人口 （万）
	三级	二级	一级	未评级	三级	二级	一级	未评级	
邵阳市	4.10	8.72	0.68	9.80	0.28	3.40	0.14	1.41	710.72
岳阳市	6.25	7.64	4.76	8.82	0.55	3.83	1.28	1.64	548.53
常德市	4.10	8.36	12.24	4.90	0.35	4.01	3.14	0.87	573.26
张家界市	0	2.90	1.36	0	0	5.37	1.34	0	149.01
益阳市	2.08	4.72	2.72	0.98	0.23	3.01	0.93	0.23	431.44
郴州市	2.08	8.36	7.48	11.76	0.22	4.99	2.39	2.61	460.52
永州市	6.25	8.36	2.04	17.65	0.58	4.41	0.58	3.45	521.25
怀化市	8.33	8.00	6.12	12.75	0.84	5.80	1.89	2.74	475.1
娄底市	2.08	5.81	6.80	1.96	0.26	4.22	2.64	0.53	379.32
湘西州	2.08	6.90	3.40	4.90	0.39	7.40	1.95	1.95	256.25

　　表 5-2 显示，除二级医院在各地区的分布相对均衡外，其他各级医院在各地区的分布均存较大差异。如以同样拥有 700 万以上人口的长沙市、衡阳市和邵阳市为例，首先从三级医院的地区占有量看，三级医院占医院总量比率最高的是长沙市，达 33.3%，最低的是邵阳市，只有 4.10%，两者相差达 29.2%。即使处于中间位置的衡阳，其与三级医院最高比率拥有者——长沙相比较，差距也达到了 20.83%。假使以平行级别的地级市相比较，衡阳市与邵阳市的差距亦达到了 8.4%。如果从每万人口拥有的三级医院数量看，三者之间的差距亦比较大。长沙市每万人口拥有 2.27 家，而衡阳市和邵阳市则分别只拥有 0.84 家和 0.28 家，长沙市与衡阳市之间的差距达 1.43 家，长沙市与邵阳市之间的差距达 1.99 家，衡阳市与邵阳市之间的差距达 0.56 家。其次，从一级医院的地区占有量看，一级医院占有率最高者是长沙市，占 22.45%，最低者为邵阳市场，只有 0.68%，长沙市与邵阳市之间的差距达 20.77%，邵阳市与衡阳市的差距达到了 13.07%。假使从每万人口拥有的一级医院看，三者之间的差距同样较为明显。长沙市拥有 4.65 家，衡阳市拥有 3.07 家，而邵阳市则只拥有 0.14 家。长沙市与衡阳市的差距达 3.58 家，长沙市与邵阳市的差距达 4.51 家，衡阳市与邵阳市之间的差距亦达 2.97 家。最后，从未评级医院的地区占有量看，地区占有量的差异同样显著。长沙市未评级医院占省医院总量的 13.70%，衡阳市 2.94%，邵阳市为 9.80%，其中长沙市与衡阳市之间的差距尤为明显，达

到了 10.76％。如果以每万人口拥有的未评级医院拥有量看，长沙市与衡阳市之间的 1.55 家，长沙市与邵阳市之间的差距 0.56 家，衡阳市与邵阳市之间的差距亦有 0.99 家。

拥有 300 万至 600 万人口之间的 8 个地区的各级医院拥有量和每万人口拥有量，同样存在较大差距。其中，三级医院占有比，株洲市最高，占 12.50％，娄底、郴州、益阳三地最低，占域内医院总量的 2.08％，最高和最低之间的差距达到了 10.42％，每万人口拥有医院量最高的是株洲（1.55 家），最低是郴州（0.22 家），最高与最低之间的差距达到了 1.33 家；其他地区尽管在二级医院占有比率上相差不大，但一级医院和未评级医院的差距则较大。其中，一级医院地区拥有率最高的是常德，占域内医院总量的 12.24％，最低的是永州，占域内医院总量的 2.04％，最高和最低之间的差距达 10.20％；每万人口拥有医院数量最高和最低的同样是常德和永州，两者之间的差距达到了达到了 2.56 家；未评级医院中，地区拥有量最高是永州和益阳，两者分别占域内医院总量的 17.65％ 和 0.98％，两者之间的差距到了 16.77％；地区每万人口拥有医院量最高的是株州（1.55 家），最低的是益阳（0.23 家），最高与最低之间的差距达到了 1.32 家。

表 5-3 显示，各类医院在地区间的分布和每万人口拥有各类医院的个数均不平衡。在拥有 700 万人口以上的长沙市、衡阳市和邵阳市中，长沙市拥有综合医院的比例最高，占全省综合医院总量的 17.27％，邵阳市最低，仅占 5.41％，长沙和衡阳之间的差距达到 8.25％，长沙与邵阳之间的差距则达到了 11.86％，衡阳市和邵阳市之间的差距为 3.61％；拥有中医医院最多的则是邵阳市，占全省中医院医院总量的 9.57％，最低的是长沙市，占域内中医医院的 7.83％，长沙市与邵阳市之间的差距则只有 1.74％，邵阳市与衡阳市之间的差距则只有 0.87％，三地市之间的差距不是非常明显；专科医院拥有比最高的是长沙市，占全省专科医院总量的 17.46％，最低是邵阳市，仅占全省专科医院总量的 4.76％，长沙市与衡阳市之间的差距为 3.17％，衡阳市与邵阳市之间的差距为 9.53％，长沙市与邵阳市之间的差距则为 12.7％。三地区在每万人口拥有各类医院的比例同样不均衡。长沙市每万人口拥有的综合医院数量最多，达到 9.45 家，邵阳地区最低，每万

人口只拥有 3.52 家，即使是处于中间位置的衡阳市，亦只长沙的一半左右，仅为 4.88 家；每万人口拥有的中医医院则与综合医院有所差别，衡阳最高，每万人口拥有量达到 1.45 家，邵阳市处于中间位置，与衡阳只有 0.05 家的差距，而长沙市则最低，每万人口拥有中医医院的数量只有 1.27 家。在专科医院的分布上，长沙市每万人口的拥有量处于中间位置，为 1.55 家/万人，衡阳最高，达到 1.81 家，邵阳仍最低，只有 0.42 家，与最高的长沙市比较，相差较大，达到了 1.13 家。

　　在拥有 300－600 万人口之间的 8 个地区中，综合医院拥有率最的地区是郴州市和怀化市，各占全省综合医院总量的 8.76%，其次是常德市，占8.51%，最低的是益阳市，仅为 2.58%，其与 8 个地区的均值（6.96%）相比较，亦相差 4.38%；低于均值的地区还有岳阳和娄底，其分别占全省综合医院总量的 5.93% 和 5.15%；中医医院拥有率最高的是怀化市，占全省中医医院的 10.43%，其次是永州市，占全省中医医院的 9.57%，最低的是依然是的益阳市，仅占全省中医医院总量的 5.22%，与 8 大地区均值（7.61%）相差 2.39%，和最高的怀化市相比，相差 5.21%；专科医院拥有率最高的是岳阳市，占全省专科医院总量的 14.29%，最低的是株洲市、怀化市和娄底市，分别占全省专科医院总量的 3.17%，最高与最低之间的差距达到了 11.12%，最低的三个地区和 8 个地区的平均值（6.15%）相比较，亦相差 2.98%。如果从每万人口拥有的医院数量来比较，那么，每万人口拥有综合医院数量最多的是株洲市，为 7.73 家/万人，最低的是益阳市，仅为 2.32 家/万人；最低的益阳市与 8 个地区的均值（5.52 家/万人）相比较，亦相差 3.20 家/万人；每万人口拥有中医医院数量最多的则是怀化市（2.53 家/万人），最低的是益阳市（1.39 家/万人），最高与最低之间的差距达到了 1.14 家/万人，即使与 8 个地区的均值（1.86 家/万人）相比较，最低的益阳市亦相差 0.72 家/万人；每万人口拥有专科医院数量最多的是岳阳市（1.64 家/万人），最低的是怀化市（0.42 家/万人），最高与最低之间的差距到了 1.22 家/万人，最低的怀化市与 8 个地区的均值（0.79 家/万人）相比较，亦相差 0.37 家/万人。

表 5-3　湖南省各类公立医院在各地区分布和各地区每万人口拥有各类公立医院数

地区	各类型医院占医院总量比（%）			每万人口拥有各类医院数（家）			各地区人口总数（万）
	综合医院	中医医院	专科医院	综合医院	中医医院	专科医院	
长沙市	17.27	7.83	17.46	9.45	1.27	1.55	709.07
株洲市	7.73	6.07	3.17	7.73	1.80	0.52	388.08
湘潭市	6.44	3.48	7.94	9.04	1.45	1.81	276.45
衡阳市	9.02	8.70	14.29	4.88	1.40	1.26	716.6
邵阳市	5.41	9.57	4.76	3.52	1.55	0.42	710.72
岳阳市	5.93	6.96	14.29	4.19	1.46	1.64	548.53
常德市	8.51	7.83	9.52	3.93	1.57	1.05	573.26
张家界市	1.29	3.48	1.59	3.36	2.68	0.67	149.01
益阳市	2.58	5.22	4.76	2.32	1.39	0.70	431.44
郴州市	8.76	8.70	4.76	7.38	2.17	0.65	460.52
永州市	8.24	9.57	6.35	6.14	2.11	0.77	521.25
怀化市	8.76	10.43	3.17	7.16	2.53	0.42	475.1
娄底市	5.15	6.07	3.17	5.27	1.85	0.53	379.32
湘西州	4.90	6.07	4.76	7.41	2.73	1.17	256.25

注：民族医院、中西医结合医院和护理医院等则因为数量太少而没有统计学意义，因此，该表中不包含这三类医院

2. 医院人力总量偏小，人力结构不均衡

医院人力是医院得以生存和发展不可或缺的先决条件，其规模大小直接影响到医院的服务效能。所谓医院人力规模，是指在医院从事各类工作和未来有志在医院从事各类工作人员的总和。它包括各类卫生专业人员和各类非专业卫生人员。所谓专业卫生人力员，是指受过不同教育与职业培训能根据人民的健康需要提供卫生服务并贡献自己才能和智慧的人（梁万年，2003）。非专业卫生人员尽管是与专业卫生人员相对的一个概念，但并不代表非专业卫生人员中就没有专业卫生人员，比如医院管理人员就有很大一部分人是医院的技术骨干。但为方便分析时减少误差，这里仍把管理人员排除在外（事实上，其已计入专业卫生人力之内了），此外，由于潜在医院人力的不确定性，因此，这里亦加以排除。根据上述定义，我们对湖南省公立医院的人力规模调研，并将分析结果与国家的有关标准进行对照后发现，目前湖南省公立医院的人力总量不仅偏小，而且人力结构布局十分不均衡。

根据《湖南省 2010 年卫生统计年鉴》统计数据表明，至 2010 年底止，湖南省公立医院各类卫生技术人员总量为 133 255 人，其中具有执业（助理）医师资格证的从业人员 45 228 人（执业医师 41 054 人），注册护士 61 564 人，药师 9 567 人，技师 8 089 人，其他人员 8 807 人。湖南省与中部地区和东部地区人口量相当的省份（5 000－8 000 万人口）——江苏、安徽、湖北、浙江、广西比较，医院人力规模显然滞后（见表5-3）。如果仅从湖南省 14 个地区的医院人力统计分析，同样会发现，其卫生人力规模不仅偏小，而且不均（见表5-4）。

表 5-3　2010 年湖南省与中部和东部人口相当省份公立医院卫生人力数对照表

地区	执业（助理）医师（人/每千人口）	注册护士（人/每千人口）	药师（士）（人/每千人口）	技师（士）（人/每千人口）	其他（人/每千人口）	地区人口（万人）
江苏	0.87	1.11	0.15	0.14	0.22	7869
浙江	1.14	1.38	0.20	0.17	0.26	5447
安徽	0.75	0.94	0.11	0.13	0.15	5957
湖北	0.85	1.06	0.17	0.15	0.18	5728
湖南	0.74	0.99	0.15	0.13	0.15	6570

表 5-3 显示，在中部和东部人口相当的省份中，每千人口各类卫生人力最多是均是浙江省，其中拥有执业医师数最低的是湖南省，仅为 0.74 人，与最高的浙江省相比，相差 0.4 人；每千人口拥有注册护士数最低的是安徽省，仅为 0.94 人，湖南省尽管比安徽省多了 0.05 人，但是其仍处于倒数第 2 位；每千人口拥有药师（士）数最低的同样是安徽省，但湖南省和江苏省一样，仅比最低拥有量的安徽省多了 0.04 人，位列倒数第 2 位；每千人口拥有技师数和其他卫生人员数最低者为湖南省和安徽省，两者均分别为 0.13 人和 0.15 人。可见，湖南省公立医院卫生人力规模确实偏小。

表 5-4 显示，在湖南 14 个地、州市中，长沙市、湘潭市、湘西苗族自治州和株洲市四地的每千人口拥有执业（助理）医生的人数量多，分别达到了 1.50、0.97、0.96 和 0.96 人/每千人口，邵阳市和益阳市二地则分别只有 0.46、0.47 人/每千人口，其它个几个地区除郴州市（0.84 人/每千人口）超过省内平均值（0.74 人/每千人口）外，其他几个地区则均在省内均值之下，其中最接近省内均值的是娄底市，达到 0.69 人/每千人口；每千人

口拥有注册护士最多的是长沙市、株洲市、湘潭市和郴州市，分别达到了2.26、1.3、1.2和1.11人/每千人口，其次是娄底市、怀化市、张家界市和永州市，四地的注册护士数达分别达到了0.96、0.88、0.81和0.80人/每千人口，最低的则是湘西苗族自治州，只有0.21人/每千人口，其与最高的长沙市相比较，相差2.05人/每千人口；每千人口拥有药师（士）数量最多的是长沙市、株洲市和湘潭市，分别达到了0.24、0.21和0.21人/每千人口，其他地区尽管有高有低，但总体来说与省内每千人口拥有的注册药师的均数（0.15人/每千人口）基本持平。而对于每千人口拥有的技师数来说，则有着较大的差别，其中长沙市最多，每千人口拥有技师（士）数0.23人/每千人口，而最低的益阳市和邵阳市则分别只0.09人和0.08人/每千人口。其他卫技人员在各地区的分布同样不均，其中长沙市最多，高出省内平均值0.9人/每千人口，而益阳、常德则严重不足，分别只有0.08人和0.09人/每千人口，远远低省内均值（0.15人/每千人口）。

表5-4 2010年湖南省各地区每千人口配备的公立医院各类卫生人力数

地区	执业（助理）医师	注册护士	药师（士）	技师（士）	其他	地区人口（万人）
长沙市	1.5	2.26	0.24	0.23	0.26	709.07
株洲市	0.96	1.3	0.21	0.16	0.19	388.08
湘潭市	0.97	1.2	0.21	0.18	0.19	276.45
衡阳市	0.64	0.75	0.15	0.12	0.10	716.60
邵阳市	0.46	0.64	0.1	0.09	0.10	710.72
岳阳市	0.59	0.77	0.14	0.11	0.10	548.53
常德市	0.58	0.75	0.11	0.11	0.09	573.26
张家界市	0.63	0.81	0.17	0.15	0.11	149.01
益阳市	0.47	0.53	0.11	0.08	0.08	431.44
郴州市	0.84	1.11	0.16	0.15	0.10	460.52
永州市	0.55	0.80	0.12	0.10	0.17	521.25
怀化市	0.65	0.88	0.16	0.14	0.24	475.10
娄底市	0.69	0.96	0.15	0.17	0.17	379.32
湘西州	0.96	0.21	0.16	0.16	0.19	256.25

3. 医院设施规模过小，医院服务能力有限

医院设施是医院医疗服务供给的基础，其规模的大小，不仅与医院的产

能息息相关，而且直接关系到医院的信誉、品牌和可持续发展。它包括床位、医疗设备、房层建筑面积、租房面积和业务用房面积等。根据《湖南省2010 年卫生统计年鉴》统计数据表明，湖南省公立医院的总床位数 149 909张，其中综合医院 102 292 张，中医医院 27 580 张，中西医结合医院 1 302张，民族医院 30 张，专科医院 18 705 张；房屋建筑总面积 10 239 939 平方米，其中综合医院房屋建筑面积 7 188 821 平方米，中医医院房屋建筑面积2 350 908 平方米，中西医结合医院房屋建筑面积 32 460 平方米，专科医院房屋建筑面积 667 750 平方米；万元以上医疗设备总价值 1 160 448 万元，其中 50 万元以下设备 75 038 台，50−99 万元段设备 2 221 台，100 万元及以上设备 1 719 台。如果仅从床位规模看，湖南省与我国中部地区东部地区人口相当的江苏省、浙江省、湖北省和安徽省的医院设施规模相比较，仅中医医院的床位规模多于其他几个地区外，综合医院床位规模和中西医结合医院床位规模均处于倒数第 1 位，专科医院床位规模亦仅处于中间位（见表 5-5）。

表 5-5　2010 年湖南省与人口相当地区的中部和东部地区每千人口拥有床位数比较

地区	综合医院 （张/千人）	中医医院 （张/千人）	中西医结合医院 （张/千人）	专科医院 （张/千人）
江苏	1.67	0.30	0.03	4.45
浙江	1.93	0.40	0.05	3.92
安徽	1.56	0.23	0.02	2.50
湖北	1.79	0.29	0.04	2.37
湖南	1.56	0.42	0.02	2.85

（根据《2011 年中国卫生统计年鉴》整理）

除医院设施总量规模偏小外，湖南省公立医院的设施规模在各地区的布局亦存严重偏向现象。以床位规模为例，根据《2010 年湖南省卫生统计年鉴》数据表明，在湖南省 14 个地区中，综合医院床位最多的是长沙市，为2.90 张/每千人口，其次是湘潭市，为 2.25 张/每千人口，郴州市、株洲市、怀化市接近或约等于 2.00 张外，其他 9 个地区的床位规模均小于 1.5张/每千人口，最低的是益阳市和邵阳市，每千人口不到 1 张床位，拥有最低床位规模与最高床位规模的地区间差异达到 2.03 张/每千人口；中医医院床位最多是株洲市，为 0.74 张/每千人口，最低的是岳阳市和常德市，分别为 0.26 张/每千人口和 0.27 张/每千人口，拥有最低床位规模与最低床位规模的地区间差异达到了 0.48 张/每千人口；中西医结合医院拥有的床位规模十分小，一些地区甚至没有床位，有床位的地区，其规模最高也仅 0.08 家；专科医院床位规模与综合医院床位规模的布局有很大相似之处，长沙市仍然处于最高位，达到了 1.15 张/每千人口，其次是株洲市、湘潭市和湘西苗族自治州，分别为 0.31、0.30 和 0.30 张/每千人口，处于最底层的则分别是益阳市、怀化市和娄底市，其分别为 0.06、0.09 和 0.10 张/每千人口，最高床位医院和最低床位规模的地区差异亦达到了 1.09 张/每千人口（见表 5-6）。

表 5-6　2010 年湖南省 14 个地区各类公立医院每千人口拥有床位数

地区	综合医院 （张/千人）	中医医院 （张/千人）	中西医结合医院 （张/千人）	专科医院 （张/千人）	地区总人口 （万人）
长沙市	2.90	0.60	0.01	1.15	709.07
株洲市	1.96	0.74	0.01	0.31	388.08
湘潭市	2.25	0.31	0.01	0.30	276.45
衡阳市	1.31	0.34	0.00	0.21	716.60
邵阳市	0.90	0.37	0.07	0.13	710.72
岳阳市	1.20	0.26	0.00	0.26	548.53
常德市	1.23	0.32	0.003	0.17	573.26
张家界市	1.23	0.69	0.00	0.11	149.01
益阳市	0.87	0.27	0.00	0.06	431.44
郴州市	2.00	0.41	0.03	0.23	460.52
永州市	1.41	0.44	0.07	0.14	521.25
怀化市	1.71	0.52	0.00	0.09	475.10
娄底市	1.22	0.33	0.00	0.10	379.32
湘西州	1.44	0.47	0.08	0.30	256.25

（根据《2010 年湖南省卫生统计年鉴》整理；注：民族医院和护理医院因太少而没有统计学意义，所以没有纳入到评价比较之）

公立医院设施规模、尤其是床位规模和设备规模过小，不仅影响到医院的声誉，而且严重制约了医院医疗服务的能力。医院医疗服务能力主要体现在门急诊人次数、入出院人次数、床位利用率、医院平均住院日以及医疗服务的质量与效率等方面。根据《2010 年湖南省卫生统计年鉴》相关数据表明，湖南省公立医院的医疗服务能力不仅偏小，而且个体医院呈两极化发

展。如在医疗门诊服务上，2010 年湖南省各类医院的总诊疗量 52 006 013
人次，其中门、急诊 50 611 881 人次，急诊挽救成功率占 97.42％，急诊病
死率占 0.05％。在四类医院（综合医院、中医医院、中西医结合医院和专科
医院）中，综合医院的总诊疗人次数为 37 982 302 人，其中急诊抢救成功率为
97.38％，急诊病死率为 0.05％；中医医院的总诊疗人次数为 11 072 181 人，
其中急诊抢救成功率为 97.06％，急诊病率为 0.04％；中西医结合医院的总
诊疗人次数为 190 958 人，其中急诊挽救成功率为 98.82％，急诊病死率为
0.37％；专科医院医院总诊疗人次数为 2 760 572 人，其中急诊抢救成功率
为 99.60％，急诊病死率为 0.03％。

　　如果把其与我国中部与东部人口相当的省份（江苏、浙江、安徽、湖
北）进行比较，就不难发现，湖南省公立医院的服务能力亦十分有限（见表
5-7）。

表 5-7　2010 年湖南省公立医院医疗服务能力总体情况表

地区	总诊疗量	门急诊人次数	入院人数	出院人数
江苏	127 895 778	124 856 144	4 668 879	4 666 767
浙江	147 046 419	146 092 984	4 011 166	4 000 175
安徽	48 580 422	47 313 619	3 264 611	3 254 447
湖北	73 541 166	71 850 645	4 063 002	4 049 368
湖南	55 436 101	53 867 044	4 400 922	4 377 441

　　表 5-7 显示，湖南省公立医院在诊疗人数和门急诊人数均位列倒数第二
位。尽管总诊疗人数与当地人群的发病率、经济发展状况、人均消费水平、
以及居民的文化水平面与就医意愿有着较大的关系，但假设以常住人口为基
数进行比较，且各地人群的发病率基本均衡的条件下，就不能证明湖南省公
立医院的服务能力十分有限。假设从各地区医院的门急诊人群中收治住院病
人的比例看，同样可以证明湖南省公立医院的在服务能力上的不足。如湖南
省公立医院从门急诊人群中收治病人的住院率达到了 8.1％，而同为中部地
区的湖北省则只有 5.7％，比湖南省少了近千万人口的浙江省则更少，仅为
2.7％；即使是安徽省，亦比湖南省少了 1.2％。

（二）湖南省公立医院的规模发展趋势

　　通过对《湖南省卫生统计年鉴》（2003－2011）发布的数据进行分析和

整体发现，近十年来，湖南省公立医院总量规模呈缩减趋势（见图5-3），各地区间的医院数量规模逐渐向均衡化方向发展（图5-4）。

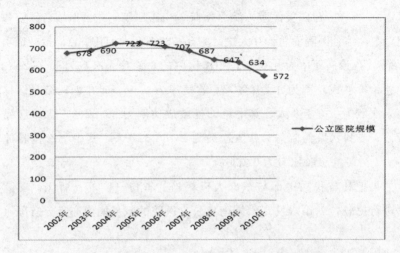

图 5-3　湖南省公立医院规模近十年发展变化曲线图

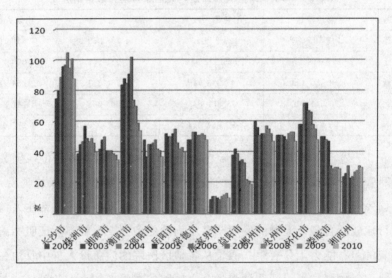

图 5-4　2002—2010 年湖南省 14 个地区医院规模发展变化图

图 5-3 显示，自 2002 年始，截止 2010 年底，湖南省公立医院总量减少了 106 家，年均以 10.6 家的速度缩减。其中，2005 年是湖南省公立医院总量规模发展的分水岭，2005 年前期，湖南省公立医院总量规模呈微弱上升趋势，2005 年以后，湖南省公立医院总量规模则直线下降趋势。图 5-4 则具体反映了 2002 年至 2010 年湖南省各地区医院总量规模的变化情况和各地

区间医院总量规模发展水平。从各地区间的医院总量规模变化情况看，医院总量规模增长的地区有长沙、株洲、张家界和湘西自治州，其增长量分别为13家、1家、1家和6家；总量规模缩减的地区有衡阳、娄底、益阳、郴州、邵阳和怀化，其缩减量分别为30家、21家、19家、13家、9家和10家；总量规模唯一保持不变的是常德地区（见图5-5）：

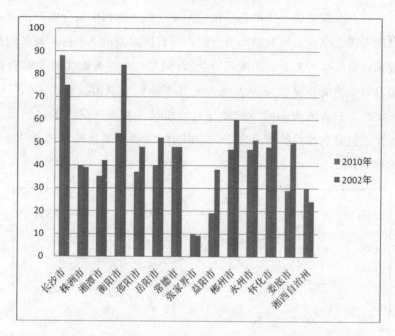

图 5-5　2002 年至 2010 年湖南省 14 个地区公立医院规模变化情况

从图 5-5 不难看出，除作为湖南省政治、经济和文化发展中心的长沙地区和作为湖南省的老牌工业重地——衡阳地区的医院规模总量明显高于其他12 个地州，作为边远西部地区的张家界和湘西自治州则明显低于其他 12 个地区，其他几个地区的医院规模总量发展几乎处于同一水平线。公立医院的这种非均衡性地区布局，并非无理性选择，因为在医疗服务资源相对短缺、医疗服务市场机制还不完善的前提下，要做到绝对的均衡布局既不现实，也不可能使其在激烈的市场竞争中不被淘汰，因此，学界和实践界的大多数专家认为这种布局是合理有效的。

据湖南省卫生厅提供相关资料和本研究的实地调研数据表明，目前湖南各类型、各级别公立医院在域内各地区的发展不仅十分不均衡，而且聚集化趋向和个体规模盲目扩大化趋向十分明显。具体表现在医院类型和医院等级规模的发展变化两个层面：

第一，从医院类型的发展变化看，一方面，湖南省各类型医院在湖南医疗服务系统中所居的地位与各类型医院在国家医疗服务系统中的地位具有高度同质性（见图5-6）：即综合医院居主导地位，中医医院次之，专科医院和中西医结合医院垫底（这里需要说明的是，由于中西医结合医院由近几年才在湖南发展起来的，且数量十分有限，民族医院则由于条件不具备而没有发展起来，所以，后文对此不展开分析），但是，公立医院尤其是综合性公立医院总量规模的快速缩减，可能会使其市场调节功能彻底消失。另一方面，五类医院在各地区间的非均衡与均衡布局或发展（见图5-7），是造成当地居民求医看病难的重要原因之一，因此，需要决策当局对之进行科学而严谨的规划。

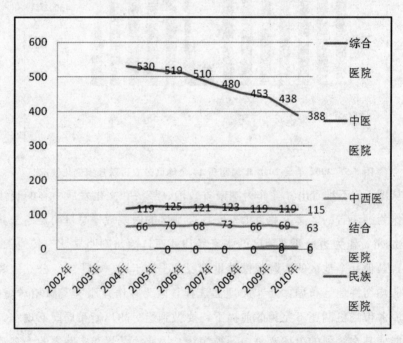

图 5-6　2002 年至 2010 年湖南省各类公立医院发展曲线图

（注：该图中的公立医院仅指政府举办的医院）

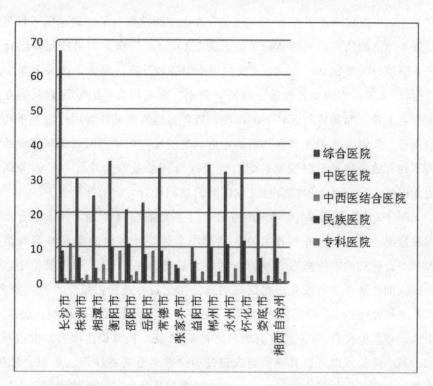

图 5-7　2010 年湖南省各类型公立医院在 14 个地、州市颁布情况图

图 5-6 显示，自 2004 年始，综合性公立医院以年均 20 余家医院的下降速度缩减，截止 2010 年底，综合性公立医院总量规模降到该段时间内的最低点——388 家。中医医院和专科医院则波动不大，相对于 2004 年而言，中医医院和专科医院只分别减少了 4 家和 3 家。这里需要特别提出的是，对于缩减如此之快的综合性公立医院是否与域内居民对综合性医疗服务的需求量相匹配，却迄今为止还没有相关的实证结论来加以证明这种缩减的有效性和非有效性，因此，综合性公立医院的这种缩减决策，对于公立医院改革的当局者而言，似乎有点盲目和冲动。为论证该观点的正确性，这里不防对其进行一个简单的假设性证明：已知 2010 年湖南省的居民服务需求量为 55，365，993 人次（以当年各类公立医院总诊疗人次数计），各类公立医院总数 572 家，其中综合性公立医院 388 家，假设各类医院的规模、服务能力等均一致，求每家医院应承担的服务量和 388 家综合性公立医院当年应承担的医疗服务量。通过计算，每家医院应承担 96 793.69 人次的医疗服务量，其中，综合性公立医院当年只需承担 37 555 952 人次的医疗服务量。然而，事

实是 388 家医院当年承担了 42 656 835 人次的医疗服务量，理论服务量与实际服务量之间的差距竟然达到了惊人的 5 100 883 人次。如果按每家综合性公立医院只需承担 96 793.69 人次的理论服务量计算，那么，湖南省至少还需建设 53 家左右的综合性公立医院，否则，现有综合性公立医院只能在超负荷下运转。而超负荷运转下的医院，既不可能发挥其作为医疗服务市场的稳压器，又势必会引发一系列新的矛盾（当前域内居民求医看病难问题始终得不到有效缓解就足以说明与综合性医疗机构总量偏少具有直接的关联），由此可见，当前湖南省综合性公立医院的缩减具有一定的冲动性。

图 5-7 则显示了 2010 年湖南省五类公立医院在 14 个地、州市的分布或发展情况——均衡与非均衡并存。从单类型医院在各地的布局或发展情况看，综合医院的非均衡态发展或布局最为显现。在 14 地、州中排位中，综合医院拥有量最多者或发展得最好的地、州是长沙地区，最少者是张家界，两者之间差距达 92.5%。如果抛开一切外界环境因素对其影响，仅从 14 个地、州的中位数 28 家计，其也与之相差 23 家，换算成比率差，也达到了 82.1%。除长沙以外，其他达到或超过中位数尽管还有株洲、衡阳、常德、郴州、永州和怀化等六个地区，但六地区中与长沙地区拥有量差距最小的衡阳竟然也有近 2 倍的差距。如果按新经济地理学中有关市场聚集原理理解，综合医院的这种差异性布局或发展是一种必然现象（因为其不仅可以使医院节省生产与交易成本，提高医疗服务资源的边际效应，而且其同样可以为消费者降低消费的交易成本，并最大限度满足消费者的需求）。与综合医院的非均衡发展或布局相反的医院则是中医医院，中医医院拥有量最多和最少之间的差距仅为 66.7%，尽管中医医院间的差距比也很大，但拥有最小量中医医院的地区与 14 个地、州的中位数相比较，其差距仅为 4 家，换算成比率，刚好达到 50%。何况在 14 个地、州中，达到 50%的仅有 2 个地区，其他地区则均没有超过 25%。因此，其与综合医院在各地区的发展相比较，则有泛均衡发展之倾向。所谓泛均衡发展，是指为保持表面无差异而不顾及客观事实可能对之产生影响而导致的实质性差异发展。例如，甲地区只需要一家拥有 300 张床位的中医院就足以满足当地居民的中医服务需求，但由于乙地区发展了分别拥有 150 张床位的 2 家中医院，所以，甲地区就可以把 1 家分为 2 家或 2 家以上的中医院，或者把乙地区的 2 家医院合并成一家医

院，从而使甲、乙两地在表面保持医院拥有量的同步发展。湖南省 14 个地、州的中医医院发展，尽管与上例有一定差距，但从其在各地区的布局或发展看，却确实存在泛平衡主义（准确地说应是泛平均主义）之理念和行动。泛平衡论的弊端，早在我国改革开放初期就已证明其会浪费医院服务资源、降低医院生产效率。当然，这里还需要指出的是，尽管用泛平均主义思想指导的社会实践，有可能产生上述负外部效应，但不能否认其亦存在正能量，如在一定程度上能提高医疗服务的可及性与公平性。所以，对于各类医院在各地区的布局或发展，需要决策当局进行科学而严谨的论证。

第二，从医院等级规模变化情况看，湖南公立医院等级规模变化与当地居民医疗服务需求呈正相关关系（见图 5-8）。

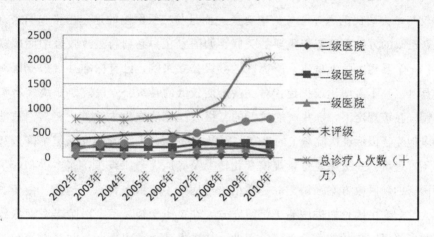

图 5-8　湖南 2002－2010 年公立医院等级规模变化与
域内民营医疗服务需求变化关系图

（注：此处把总诊疗人次数和住院人次数作为当地居民医疗服务需求的两个重要指标。）

图 5-8 显示：2002 年至 2010 年，湖南省公立医院中的三级医院总量规模变化呈直线上升态。其具体表现在：三级医院自 2002 年始，以年均 1.78 家医院的速度增长至 2010 年的 48 家，增长率达到 50%。尽管 2004 年在 2003 年的基础上缩减了 3 家，但 2005 年则在 2004 年的基础上增加了 6 家。这种戏剧性的变化，显然与域内居民医疗服务需求变化有关。据有关数据统计，2002 年至 2004 年，域内居民于医疗机构就诊的人数从 7 911 万余人次逐年下降到 7 679 万余人次，平均每年下降 115 万余人次。在已知 2005 年以前医疗服务需求量的基础上，根据时间序列法对 2005 年的医疗服务需求

量（即医院的供给量）进行预测，结果显示，2005 年的居民医疗服务需求量仍将继续下降。此时，三级医院缩减总量规模也就在情理之中。而 2005 年域内居民医疗服务需求的爆发性增长（总诊疗人次数达到了 8 078 万人次、住院病人达到 316 万人次，相比上一年度，分别增长了 5% 和 12%），又在一定程度上促使了三级医院总量规模的扩张。二级医院总量规模的变化与三级医院略显不同，如果说三级医院总量规模是平稳性扩张的话，那么，二级医院则是在震荡中不断前行。其具体表现在：2002 年至 2007 年，二级医院总量规模变化表现为扩张－收缩－扩张－收缩之规律，2007 年至 2009 年，则一反往常变化之规律，开始出现了连续三年的扩张。正当人们准备为之高唱赞歌之时，没想到 2010 又打开了下降通道。二级医院的这种变化，不仅与域内居民的医疗服务需求有关，而且与三级医院的迅速扩张和国家有关新医改的方针政策有着重要的关联。如国家在一系列新医改政策中明确规定：一个县建原则上只建一所标准的县级公立医院，已有标准县级公立医院的县（区）不再增建或扩建，对一些产能较低的县级公立医院要坚决实行淘汰制。在该规定下，一些产能较低的二级公立医院在失去政策支持后，只能寻求他途径以保证医院职工的生存，所以二级医院于 2010 年突然呈下降趋势亦不难理解。一级医院总量规模变化情况及其原因与二级医院基本类似，尽管国家的新医改方案强调建立完善的农村医疗卫生服务体系，但是，由于农村大部分农民因长期进城务工、留守老人和孩子又轻易不上医院求医而导致一些一级医院的效能十分低下，因此，从成本和效益出发，合并或撤销一些一级医院也就顺理成章。末评级医院总量规模的变化则分为两个阶段，2002 年至 2006 年呈持续扩张趋势，2007 年之后则直线下坠，至 2010 年，末评级医院只余下 102 家。尽管域内居民在该段时间内（2007－2010）的医疗服务需求量突飞猛进，但由于人们对该类医院的不胜任和一、二级医院对其病源的争夺，迫使其不得不转型或扩大医院等级规模来参与医疗服务的市场竞争，所以，我们认为，该类医院总量规模骤减是一种必然现象。

四、域内公立医院的相对效应评价

公立医院作为我国医疗卫生防护体系的核心，既承担着向普通人群和贫困人群提供低收费或免费的基本医疗服务，又肩负着为国民提供预防、健康教育、疾病控制、应对突发性公共卫生事件和培训基层医务人员，以及医学科研等公共卫生服务的重任。建国以来，其在医疗卫生服务领域中所起的引领作用及其对公众健康维护方面所做出的重要贡献有目共睹，但是，随着我国公立医院市场化改革进程的深入，受社会主义市场经济体制不完善的影响，近年来，我国公立医院所承负的上述公益性社会功能开始逐步退化。这种退化集中体现在医疗服务市场化后公立医院横向规模的盲目扩张化和纵向规模的聚集化，致使原本就稀缺的医疗服务资源出现巨大的浪费与紧缺并存，医疗服务的可及性与公平性越来越差。为有效发挥公立医院在医疗卫生防护体系中的核心作用，保证医疗服务市场化后的公立医院可持续发展，以及缓解国民的"看病难，看病贵"问题，2009 年和 2012 年国务院分别颁发了《中共中央国务院关于印发医药卫生体制改革近期重点实施方案（2009－2011 年）的通知》（简称《方案》）和《国务院关于印发"十二五"期间深化医药卫生体制改革规模暨实施方案的通知》（国发〔2012〕11 号）（简称《通知》）。尽管《方案》和《通知》分别提出"每县建一家标准县级医院"和"每千常住人口医疗卫生机构床位数达到 4 张的，原则上不再扩大公立医院规模"的指导性建议，但各地区公立医院的规模发展态势和人们的就医看病难题依然如故。因此，对公立医院的现有规模效率进行评价，并在此基础上对其未来效率进行预估是十分必要的。因为它不仅可以在理论上为相关政府部门科学制定区域医疗服务发展规划、合理配置医疗服务资源提供参考依据，而且可以帮助医院本身明确其规模发展战略，提高医疗服务可及性与公平性提供技术上的帮助。

（一）资料与方法

1. 资料来源

对湖南省 14 个地区的 572 所公立医院展开抽样调查。通过设计公立医院数据采集表和各地区相关情况调查表，以湖南省卫生厅名义下发文件至 14 个市（州）卫生局下辖的样本医院，获取样本医院 2011 年的全年数据。样本医院的确定以随机抽样的方法抽取。抽样原则以各县（区）20 万以上常住人口、160 亿元以下国民经济收入、9 000 元以上年人均收入、1 000 元以上人均生活消费水平的区、市、县为抽样单位。样本总量 28 家，其中 19

家综合性医院（样本医院编号分别 ZG1、ZG2、ZG3……），9 家专科医院（样本医院编号分别为 JG1、JG2、JG3……）。

2. 方法

(1) DEA 方法简介

有关医院效率评价的方法很多，如随机前沿分析法、数据包络分析法、灰色关联分析法、模糊综合评价法等。其中，数据包络分析（Aata EnvelopmentAnalysis，DEA）尤为当前学界和实践界所认可。DEA 方法是由美国运筹学家 A. Charnes[1] (1978) 等人以相对效率概念为基础发展起来的一种非参数的统计估计方法。该方法的基本思路是通过投入产出数据的综合分析，得出每个决策单元（Decision Making Unit，DMU）综合相对效率的数量指标，确定各 DMU 是否为 DEA 有效。该方法以数据为基础，在逻辑结构上合理，故其不仅能够衡量每个 DMU 的投入量能产出多少产品的能力，而且还能计算出非 DEA 有效的 DMU 在哪些方面投入过剩或产出不足，以及指出造成 DMU 低效的原因。尽管该法与其他评价效率的方法（如 TOPSIS 法、灰色关联分析法、模糊评价法等）相比还有不足之处，如无法甄别随机因素对测量误差的影响、效率评价容易受到极值的影响、以及可能出现大量甚至是全部 DMU 有效的情形而无法对被评价的 DMU 进行排序等，但是其最大优点在于它避免了人为因素设定评价指标系数而使得评价的结果更为客观准确，因此，该方法被广泛应用于各行各业的效率评价之中。近年来，DEA 方法在医院相对效率评价的应用已引起诸多研究者的关注，已有研究表明，DEA 中的 C2R 模型和 BC2 模型尤其适合于多投入、多产出的医院效率评价，因此，本研究将围绕 DEA 的上述 2 个模型展开研究。

(2) DEA 指标筛选

一般认为，DEA 方法的评价指标应满足数量、代表性、可行性、稳定性和独立性方面的要求[2]，因此，在选取医院评价指标时应坚持所选指标的可获得性强且能充分反映医院信息、绝对指标与相对做到合理搭配且以绝对

① Charnes A, Cooper W, Rhodes E. *Measuring the efficiency of decision making units*. *European Journal of Operational Research*，1978，2（4）：429—444

② 秦侠：《卫生管理运筹学》，北京：人民卫生出版社．2005：35—36

指标为主、评价指标的总数要小于被评价医院数目一半的原则[①]，否则，评价结果的可信度将会大大降低。基于此，本研究通过文献选优法[②]获取 DEA 投入与产出的候选指标共计 21 个。其中产出指标 7 个，包括门急诊人数、住院人数、出院人数、手术人次数、业务总收入、病床周转率、病床实际占用天数；候选投入指标 14 个，包括注册医生、注册护士、其他卫生技人员、工勤成员、行政管理人员、员工总数、实际开放病床天数、固定资产数、业务总支出、万元设备总值、财政投入、楼房面积、医疗服务支出、药品支出共 11 个。然后通过文献计量法和专家咨询法确定本研究所采用的产出与投入指标分别为总诊疗人数、出院人数、业务总收入、病床实际占用天数、职工总数、病床实际开放天数、业务总支出和固定资产业（或财政投入）共 8 个。但为了遵循评价指标选取总数小于被评价医院数目一半的原则，本研究确定 19 家综合性医院所选用的投入与产出指标分别为 4 个，各指标及解释见表 5-8；9 家专家性医院的投入与产出指标分别为 3 个和 2 个，各指标及解释见表 5-9。8 家三级综合医院（600 张床位以上）和 11 家综合医院（100 张床位以上）所选用的投入与产出指标分别为 2 个，各指标及解释见表 5-10。9 家专科性医院因其均为二级医院，不再分级比较其效率值。

表 5-8　湖南省 19 家公立医院 DEA 分析投入－产出指标一览表

指标分类	指标名称	指标说明
投入指标	员工总数	指年底在岗医生、护士和卫技、工勤管理等人员（既占用医院事业编制的在岗员工，不包括临时工和离退休员工）
	实际开放病床总日数	指医院年实际开放的住院床位日数。
	固定资产数	固定资产是指医院持有的且使用年限超过 1 年、单位价值在 500 元以上、且在使用过程中基本保持原有物质形态的有形资产。
	业务支出	指单位在开展业务活动中发生的资金耗费和损失。包括医疗支出、药品支出、其他支出和财政专项支出等。

①　魏权龄：《数据包络分析》第 2 版，北京：科学出版社．2006
②　孙振球：《医学统计学》，北京：人民卫生出版社，2010

指标分类	指标名称	指标说明
产出指标数	总诊疗人次数	包括病人来院就诊的门诊、急诊人次、住院人数（1个住院病人1天折算为3个门诊人次数）。
	出院人数	指所有住院后出院的人数。
	业务收入	指单位为开展业务活动依法取得的非偿还性资金。包括财政补助收入、上级补助收入、医疗收入、药品收入等。
	病床实际占用天数	指医院年实际占用的床位数

表 5-9　湖南省 9 家公立医院 DEA 分析投入－产出指标一览表

指标分类	指标名称	指标说明
投入指标	员工总数	指年底在岗医生、护士和卫技、工勤管理等人员（既占用医院事业编制的在岗员工，不包括临时工和离退休员工）
	实际开放病床总日数	指医院年实际开放的住院床位日数。
	财政投入	指政府对医院的直接财政补贴、以及政策性财政补贴（如药品加价提成）、以及其他财政性补贴。
产出指标数	总诊疗人次数	包括病人来院就诊的门诊、急诊人次、住院人数（1个住院病人1天折算为3个门诊人次数）。
	病床实际占用总日数	指医院年实际占用的床位数

表 5-10　湖南省 8 家三级公立医院 DEA 分析投入－产出指标一览表

指标分类	指标名称	指标说明
投入指标	员工总数	指年底在岗医生、护士和卫技、工勤管理等人员（既占用医院事业编制的在岗员工，不包括临时工和离退休员工）
	业务支出	指单位在开展业务活动中发生的资金耗费和损失。包括医疗支出、药品支出、其他支出和财政专项支出等。
产出指标数	总诊疗人次数	包括病人来院就诊的门诊、急诊人次、住院人数（1个住院病人1天折算为3个门诊人次数）。
	业务收入	指单位为开展业务活动依法取得的非偿还性资金。包括财政补助收入、上级补助收入、医疗收入、药品收入等。

（3）运算工具

利用 EXCEL 建立原始数据库，应用 DEAP2.1 软件包进行评价。

（二）结果与分析

1. 湖南省 28 家医院 2011 年的 DEA 得分情况及分析

（1）不同类型公立医院的 DEA 得分结果与分析

湖南省 28 家不同类型公立医院的 DEA 得分情况如表 5-11。DEA 得分值介于 0～1 之间，医院的 DEA 值越高，表明其综合效率越高，规模收益状况越好。当医院的 DEA 值均为 1 时（即 DEA 有效），表明医院运行处于生产的前沿层面。当医院的 DEA 值小于 1 时（非 DEA 有效），则表明医疗运行处于非最佳状态，且 DEA 值越往下走，则表明医院综合效率和规模收益状况越往下降。

表 5-11　2011 年湖南省 28 家公立医院相对效率评价结果

Firm	Crs	Vrs	Sca	Rsca	Firm	Crs	Vrs	Sca	Rsca
综合医院									
ZG1	1.000	1.000	1.000	—	ZG 11	1.000	1.000	1.000	—
ZG2	1.000	1.000	1.000	—	ZG 12	1.000	1.000	1.000	—
ZG3	1.000	1.000	1.000	—	ZG 13	0.960	1.000	0.960	drs
ZG4	1.000	1.000	1.000	—	ZG 14	0.892	0.935	0.954	irs
ZG5	1.000	1.000	1.000	—	ZG 15	0.982	1.000	0.982	Irs
ZG6	1.000	1.000	1.000	—	ZG 16	1.000	1.000	1.000	—
ZG7	1.000	1.000	1.000	—	ZG 17	1.000	1.000	1.000	—
ZG8	0.910	1.000	0.910	irs	ZG 18	0.938	0.966	0.971	irs
ZG9	0.926	0.947	0.978	irs	ZG 19	0.870	0.940	0.926	irs
ZG10	1.000	1.000	—						
专科医院									
JG1	1.000	1.000	1.000	—	JG 6	1.000	1.000	1.000	—
JG 2	0.884	0.902	0.980	drs	JG 7	1.000	1.000	1.000	—
JG 3	1.000	1.000	1.000	—	JG 8	1.000	1.000	1.000	—
JG 4	1.000	1.000	1.000	—	JG 9	0.891	0.942	0.947	irs
JG 5	0.852	1.000	0.852	irs					

注：Crs 表示总体技术效率、Vrs 表示纯技术效率、Sca 表示规模效率、Rsca 表示规模报酬。

表 5-11 显示，19 家综合性医院的综合效率、纯技术效率和规模效率的平均值分别为 0.976、0.991、0.984。其中，综合效率和规模效率值均为 1 的医院共 12 家，占综合医院的 63.16％；纯技术效率值为 1 的医院共 15 家，占综合医院的 78.95％；纯技术效率值为 1，但综合效率和规模效率值却小于 1 的医院有 3 家，分别是 ZG8、ZG13、ZG15，占综合性医院的 15.78％，其中 ZG13 的规模报酬呈递减状态，这可能与医院所处地域的经济、文化发展、医院内部管理等因素有关；ZG8、ZG9、ZG14、ZG15、

ZG18、ZG19 的规模报酬则呈递增状态。9 家专科医院则与综合医院的 DEA 得分情况差异较大。9 家专科医院的综合效率、纯技术效率和规模效率的平均效率值分别为：0.959、0.983 和 0.975。其中，6 家医院的综合效率、纯技术效率和规模效率值均为 1，占专科医院的 66.7%；有 2 家医院（JG2 和 JG9）的综合效率、纯技术效率和规模效率值均小于 1，占专科医院的 22.2%。但 JG2 的规模报酬呈递减状态，JG9 的规模报酬呈递增状态；1 家医院（JG5）的综合效率和规模效率值小于 1，但纯技术效率为 1，规模报酬呈递增状态，这可能与医院的经营理念、方式、内部管理等有关。

从综合医院和专科医院的规模收益分布情况看，19 家综合性医院中有 12 家医院的规模报酬呈不变状态，占综合性医院的 63.16%，有 6 家医院的规模报酬呈递增状态，占综合性医院的 31.58%，有 1 家医院的规模报酬呈递减状态，占综合性医院的 5.26%。9 家专科医院则有 5 家医院的规模报酬呈不变状态，占专科医院的 55.56%，2 家医院的规模报酬呈递增状态，占专科医院的 22.3%，1 家医院的规模报酬呈递减状态，占专科医院的 11.11%。综合性医院中规模报酬递减的医院地处市级行政中心，医院规模报酬递增的医院，则地处于县级行政中心；9 家专科医院中，规模报酬不变的医院地处各级行政中心，规模报酬递增医院地处市、县级行政中心，规模报酬递减医院则地处于市级行政中心（见表 5-12）。上述结果说明，湖南省公立医院规模发展不均衡，资源配置呈聚集化趋势，市级以上行政中心的公立医院存在医疗服务资源浪费严重，而县级公立医院的医疗服务资源却明显不足。

表 5-12　2011 年湖南 28 家公立医院的规模报酬分布

	规模报酬	个数	百分比	地域分布
综合医院	—	12	63.16%	各级行政中心
	drs	1	5.26%	县区级行政中心
	irs	6	31.58%	县级行政中心
专科医院				
	—	5	55.56%	各级行政中心
	drs	1	11.11%	县级行政中心
	irs	2	22.23%	市级行政中心

（2）不同等级综合性公立医院的 DEA 得分结果与分析①

湖南省 19 家不同等级综合性公立医院的 DEA 得分情况见表 5-13。评判其 DEA 得分是否有效，则与不同类型公立医院的评判标准一致。

表 5-13　2011 年湖南省 8 家三级公立医院和 11 家二级公立医院相对效率评价结果

Firm	Crs	Vrs	Sca	Rsca	Firm	Crs	Vrs	Sca	Rsca
三级综医									
ZG1	1.000	1.000	1.000	—	ZG16	1.000	1.000	1.000	—
ZG2	0.991	1.000	0.991	drs	ZG17	0.570	0.576	0.990	drs
ZG5	1.000	1.000	1.000	—	ZG11	0.949	1.000	0.949	drs
ZG10	1.000	1.000	1.000	—	ZG6	0.910	1.000	0.910	—
二级综医									
ZG3	1.000	1.000	1.000	—	ZG13	0.843	1.000	0.843	drs
ZG4	0.769	0.817	0.942	drs	ZG14	0.842	0.922	0.913	irs
ZG7	1.000	1.000	1.000	—	ZG15	1.000	1.000	1.000	—
ZG8	0.850	0.881	0.964	irs	ZG18	0.858	0.864	0.994	drs
ZG9	0.928	0.953	0.974	irs	ZG19	0.839	0.925	0.907	irs
ZG12	1.000	1.000	1.000	—					

表 5-13 显示，8 家三级综合性医院的综合效率、纯技术效率和规模效率的平均值分别为 0.939、0.947、0.991。其中，综合效率和规模效率值均为 1 的医院共 4 家，其分别是 ZG2、ZG17 和 ZG11，占三级综合性医院的 50%；规模效率值为非 DEA 有效的医院仅 1 家（ZG17），占三级综合性医院的 13%，规模报酬保持不变的医院有 5 家，其分别是 ZG1、ZG5、ZG6、ZG10 和 ZG16，规模报酬呈递减的 3 医院分别是 ZG2、ZG11 和 ZG17。11 家二级综合性医院的综合效率、纯技术效率和规模效率的平均值分别为 0.903、0.942、0.958。其中，综合效率和规模效率值均为 1 的医院共 4 家，其分别是 ZG3、ZG7、ZG12、ZG15，占二级综合性医院的 36%；规模效率值为 1 的二级综合性医院 5 家，其分别是 ZG3、ZG7、ZG12、ZG15 和 ZG13，占二级综合性医院的 45%。规模效率值为 1 的医院 1 家（ZG13），

---

① 这里之所以没有再对专科性医院进行分级规模效率的比较，与所抽样的样本医院均为二级专科医院有关。

占医院的 9%。规模报酬保持不变的医院有 ZG3、ZG7、ZG12 和 ZG15，规模报酬呈递增的医院分别是 ZG8、ZG9、ZG14 和 ZG19，规模报酬呈递减的医院则分别是 ZG4、ZG13 和 ZG18，占二级综合性医院的约 27%。

2. 基于 DEA 的医院投入冗余与产出不足分析

(1) 不同类型公立医院的投入冗余与产出不足分析

通过对湖南省不同类型公立医院中 6 家纯技术效率小于 1 的医院进行分析发现，部分医院的生产要素投入相对冗余，产出相对不足（见表 5-14）。如 ZG9 在投入方面有 108 张病床、22 个员工、3205.67 万无的固定资产闲置，有 516.925 万元投入没有得到实质性回报；假设以 ZG9 的现有规模计，其总诊疗人数的目标值可达到 168809 人次，出院目标值应可以达到 17966 人次，但其与实际值之间的差距却分别达到 73 854 人次和 5 902 人次。ZG14 在投入方面有 52 个员工，5 张病床，4 105.43 万无固定资产闲置，有 103.48 万元投入没有得到回报；如果以 ZG14 的现有规模计，那么其总诊疗人数的目标值应达到 97 998 人次，病床的实际占用天数应为 825753 天，但目标值与实际值之间的差距却分别达到了 42 502 人次和 15 513 天。JG2 在投入方面多投入了约 105 个员工、13 张病床，以及 56.139 万元资金，如以现有规模计，JG2 的病床实占天数的目标值应 41 317 天，但实质上却只占用 36 456 天，两者相差 4 861 天。ZJ9 在投入方面多投入 6 个员工、17 张病床和 290.98 万元资金，也就是说政府在投入的 584.72 万元财政补助资金中有 290.98 万的投入没有产生效益或回报。

表 5-14　湖南 6 家不同类型非 DEA 有效医院的投入与产出分析表

医院	变量	实际值	投入冗余	产出不足	目标值
ZG9 的 DEA=0.947 (irs)	Y1	94 955	0.000	73 854.145	168 809.145
	Y2	12 064	0.000	5 902.199	17 966.199
	Y3	200 384	0.000	0.000	200 384.000
	Y4	10 555	0.000	0.000	10555
	X1	411	−21.589	0.000	389.411
	X2	225 765	−11 858.913	−27 701.171	186 204.916
	X3	8 798	−462.139	−2743.530	5 592.331
	X4	9 841	−516.925	0.000	9 324.075

医院	变量	实际值	投入冗余	产出不足	目标值
ZG14 的 DEA＝0.978 （irs）	Y1	55 496	0.000	42501.549	97 997.549
	Y2	9 571.0	0.000	0.000	9 571.000
	Y3	67 240.0	0.000	15512.711	825 752.711
	Y4	4 865.77	0.000	0.000	4 865.770
	X1	310	－6.798	－44.648	258.554
	X2	88 088	－1 931.591	0.000	86 156.409
	X3	8 038.64	－176.271	－3 929.161	3 933.208
	X4	4 719.06	－103.48	0.000	4 615.581
ZG18 的 DEA＝0.995 （irs）	Y1	185 977	0.000	0.000	185 977
	Y2	13 860	0.000	1 838.004	15 698.004
	Y3	120 018	0.000	25 216.689	145 234.689
	Y4	12 174	0.000	0.000	12 174
	X1	608	－20.659	－127.271	460.07
	X2	137 755	－4 680.716	0.000	133 074.284
	X3	9 201	－312.637	0.000	8 888.363
	X4	12 090	－410.801	0.000	11 679.199
ZG19 的 DEA＝0.869 （irs）	Y1	51 392	0.000	29 851.803	81 243.803
	Y2	7 133	0.000	147.418	7280.418
	Y3	75 253	0.000	0.000	75253
	Y4	4 120	0.000	0.000	4120
	X1	306	－18.448	－45.264	242.288
	X2	91 615	－5 523.4	－5 807.109	80 284.533
	X3	3 472	－209.32	－4.761	3 257.916
	X4	4 059	－244.71	0.000	3 814.288
JG2 的 DEA＝0.672 （drs）	Y1	36 456	0.000	4 861.083	41 317.083
	Y2	126 519	0.000	0.000	126 519.000
	X1	280	－27.437	－77.015	175.548
	X2	48 180	－4 721.064	0.000	43 458.936
	X3	572.92	－56.139	0.000	516.781
JG9 的 DEA＝0.923 （irs）	Y1	17 100	0.000	0.000	17 100
	Y2	70 209	0.000	0.000	70 209
	X1	102	－5.961	0.000	96.039
	X2	25 200	－1472.7	－4 700.492	19 026.795
	X4	584.72	－34.172	－256.808	293.741

（2）不同等级公立医院的投入冗余与产出不足分析

通过对 11 家二级综合性医院和 8 家三级医院非 DEA 有效得分医院的投入冗余与产出不足分析得知，三级综合医院 ZG2、ZG11、ZG17 和二级综合医院 ZG4、ZG8、ZG9、ZG13、ZG14、ZG18、ZG19 中，即有存在生产要素投入相对冗余，产出相对不足的医院，亦有生产要投入和产出均相对不足的医院，还有一些既无生产要素投入冗余又无产出不足的医院（见表 5-15）。

表 5-15　湖南 3 家三级综合医院和 6 家二级医院非 DEA 有效医院的投入与产出分析表

医院	变量	实际值	投入冗余	产出不足	目标值
ZG2 的 DEA＝0.991 (drs)	Y1	622 323.000	0.000	0.000	622 323.000
	Y2	48 728.300	0.000	0.000	48 728.300
	X1	1 506.000	0.000	0.000	1 506.000
	X2	45 191.900	0.000	0.000	45 191.900
ZG7 的 DEA＝0.990 (drs)	Y1	335 757.000	0.000	0.000	335 757.000
	Y2	13 888.360	0.000	0.000	13 888.360
	X1	781.000	0.000	0.000	781.000
	X2	13 859.210	0.000	0.000	13 859.210
ZG17 的 DEA＝0.949 (drs)	Y1	275 783.000	0.000	0.000	275 783.000
	Y2	2 920.000	0.000	7435.648	10 355.648
	X1	809.000	−342.914	0.000	466.086
	X2	125 988.000	−53403.050	−62568.135	10 016.816
ZG4 的 DEA＝0.942 (drs)	Y1	150 012.000	0.000	50374.607	200 386.607
	Y2	12 569.000	0.000	0.000	12 569.000
	X1	590.000	−107.956	0.000	482.044
	X2	51 899.000	−9496.3031	−31280.311	11 120.385
ZG8 的 DEA＝0.964 (irs)	Y1	82 398.000	0.000	7006.069	89 404.069
	Y2	5 502.000	0.000	0.000	5 502.000
	X1	353.000	−41.833	0.000	311.167
	X2	5 502.000	−652.021	0.000	4 849.979
ZG9 的 DEA＝0.974 (irs)	Y1	94 955.000	0.000	86780.360	181 735.360
	Y2	10 555.000	0.000	0.000	10 555.000
	X1	411.000	−19.455	0.000	391.545
	X2	9 841.000	−465.824	−93.303	9 281.873

医院	变量	实际值	投入冗余	产出不足	目标值
ZG13 的 DEA＝0.843 (drs)	Y1	211 800.000	0.000	0.000	211 800.000
	Y2	16 181.000	0.000	0.000	16 181.000
	X1	816.000	0.000	0.000	816.000
	X2	16 172.000	0.000	0.000	16 172.000
ZG14 的 DEA＝0.913 (irs)	Y1	55 496.000	0.000	27899.91	83 395.91
	Y2	4 865.770	0.000	0.000	4 865.770
	X1	310.000	−24.085	0.000	285.915
	X2	4 719.060	−366.636	0.000	4 325.424
ZG18 的 DEA＝0.994 (drs)	Y1	185 977.000	0.000	0.000	185 977.000
	Y2	12 174.000	0.000	0.000	12 174.000
	X1	608.000	−82.859	−42.085	483.056
	X2	12 090.000	−1647.639	0.000	10 442.361
ZG19 的 DEA＝0.907 (irs)	Y1	51 392.000	0.000	23481.576	74 873.576
	Y2	4 120.000	0.000	0.000	4 120.000
	X1	306.000	−22.875	−22.564	260.560
	X2	4059.000	−303.436	0.000	3 755.564

表 5-15 显示，除三级综合医院中的 ZG2、ZG7 和二级综合医院中的 ZG9 共 3 家医院没有体现出生产冗余和产出不足但规模报酬呈递减外，19 家医院中的其他医院均存在生产投入要素不足或产出不足之问题。其具体表现在，ZG17 卫技人员富余量达 343 人，从该医院的现有效率看，其只要约 466 名医务工作人员；如果按 ZG17 的现有投入规模计，其应当有 10 355.6 万元的收益，但其实际只产出了 2 920 万元的收益，这表明该医院存在较为严重的医疗服务资源浪费。明言之，即该医院多投入的 11 5971.18 万元在当年没有产生任何效益。11 家二级综合性医院中，有多达 7 家医院的 DEA 得分为非有效，其中规模报酬量呈递减的 ZG4 医院于当年的总诊疗量的目标值与实际值之间相差达 50 375 人次。本只应投入 11 120.385 万元就能使其产出效率达到帕累托最优，但其实际投入了 51 899 万元，也就是说其还有 40 778.62 万元的投入打了水漂，此外，该医院还多投入了 108 个卫生人力。按该医院的当年效率，其只需投入 482 名卫生人力就可以实现现实效率值，但其却投入了 590 个人卫生人力。规模报酬递增的医院如 ZG8，依据其

现有效率，其只须达到总诊疗量 82398 万人次就能保证其处于有效状态，但其在该年度却多诊疗了 7 006 人次，尽管当年该医院超额完成了总诊疗量任务，但是如果按其卫生人力配置上比例来看，其与所有二级综合医院的人力规模均值相比较，多投入了约 42 个卫生人力和 653 万元资金。其他规模报酬呈递增的医院与 ZG4 情形基本一致。

通过对不同类型与不同级别医院的规模效率分析结果，再对照各医院的实有床位规模发现，三级综合中，超出 1200 张床位的地市级及县市级医院，其规模效率开始下降，750－1000 张床位的医院，大多处于规模报酬不变状态。二级综合性医院中，超出 500 张（尽管其床位规模已具三级医院标准，但有些医院因各种原因没有被卫生行政部门认定为三级医院）床位的 3 家医院中有 2 家医院（ZG13 和 ZG18）处于规模递减状态，1 家医院（ZG12）保持不变状态；300－499 张床位规模的二级综合医院，其规模报酬则大多数保持不变之状态，300 张床位（不包括 300 张床位）规模以下的二级综合医院，除 1 家边远山区医院（ZG4）规模报酬递减外，其他医院（如 ZG14 和 ZG19）均呈递增（见表 5-17）。在二级专科医院中，只有 2 家医院（JG2、JG5）小于 150 张床位规模的医院规模报酬呈递增，1 家 150 张床位规模的医院可能由于管理原因或服务质量与技术原因而处于规模报酬递减，其他 6 家医院（100－500 张床位规模）的规模报酬保持不变。

（三）讨论与建议

1. 关于 DEA 方法

尽管本研究以 DEA 方法中的 C2R 模型和 BC2 模型，计算出了湖南 28 家医院的相对效率得分、厘清了非 DEA 有效医院的地域分布，以及精确计算出了各医院松弛变量的调整值，但 DEA 方法中上述 2 个模型被证明只适用于医院静态效率的评价，但对于医院动态效率的评价，则还有待于评价方法的进一步开发。尤其是对于纯技术效率得分为 1 的医院（如 ZG8、ZG13、ZG15、JG5 的 JG9），如何调整其松弛变量并使医院效率在未来较长时间均达到最佳状态，却无从得知。此外，应用 DEA 方法评价医院效率结果的信度，与纳入的测评因子（即投入与产出指标）的选取有着十分重要的关联，测评因子的选取不同，评价的结果亦有很大不同，因此，测评因子选择是应用好该方法的关键。此外，DEA 评价信度的关键在于测评指标（因子）的选择，以往研究中的指标确定多以经验为主，缺乏对指标的统计分析，因而结果的信度不是很高。本研究以文献选优法，结合文献计量法和专家咨询法确定 DEA 的投入与产出指标，在一定程度避免了因经验主义而产生的评价结果误差，因此，本研究的结果可信度较高。

2. 关于非 DEA 有效医院的影响因素

一般认为，影响医院效率的因素有 5 个，即医院的所有权类型、医院规模和能力、产出质量和专业化程度、地理区位、市场结构和融资问题[①]。但由于篇幅所限，本文仅围绕非 DEA 有效医院的生产规模和地理区位二个唯度展开分析。

从医院生产规模看，专科性公立医院的 3 项（综合效率、纯技术效率和规模效率）DEA 得分均值（0.959、0.983 和 0.975）明显低于综合性医院的 3 项 DEA 得分均值（0.976、0.991、0.984）。究其因，可能与医院的卫生技术人员素质、医疗服务质量、医疗服务设备、医疗服务环境、医疗服务收费、医疗服务特色等有着重要关联。以医院的人力规模、设备规模和床位规模为例，由于综合性医院所设科室明显高于专科性医院，因此，对其所配置的人力、床位和医疗设备的数量也要远远高于专科性医院。然而，按规模经济原理，并不是规模越大其报酬就越丰厚。换言之，即医疗服务供给与医疗服务需求之间存在一个临界点，超过这临界点，其规模报酬就势必递减。如 ZG13，其所在区域的常住人口仅为 85.51 万，但该医院实开病床 730 张，远远超过了国家建设一所县级标准医院规定——100－499 张。按 4 张病床配 1 名医生的有关规定，该院仅需配 52.25 名医生，然而，事实上该院却配备了 210 名医生，超出规定的 4 倍多。因此，尽管该院的纯技术效率值为 1，但仍然无法使其达到最佳的规模效率。

从医院所处的地理区位看，地处经济较为发达、人均消费水平和健康意识较高市县级行政中心的医院，其 DEA 得分远远高于地处经济欠发达地区、人均消费水平较低、且文化水平较低的县区级行政中心的医院。如 ZG1、ZG2、JG1、JG3 等。JG2 虽然地处市级行政中心，但其规模报酬却

---

① 庞瑞芝：《我国城市医院经营效率实证研究——基于 DEA 模型的两阶段分析》，《南开经济研究》2006，(4)：71－81

仍然递减，这不仅与该院的规模过大有关，而且与该院的服务特性（主要向某一病种服务）、医院管理水平、患者就医意愿等密切关联。ZG8、ZG9、ZG14、ZG15、ZG18、ZG19 和 JG5 和 JG9 医院之所以 3 项效率（综合效率、纯技术效率和规模效率）的值均小于 1，则主要在于这些医院均地处经济、文化水平均较为落后的边远山区小县。边远山区或经济落后地区的医院，不仅缺医少药，而且居民的就医意愿与就医选择也严重影响到医院服务的效率。因此，即使这些医院按国家标准进行设置或建设，其服务效率仍然无法达到理想状态。

3. 提高公立医院 DEA 有效得分的建议

（1）转变医院发展理念，合理控制医院发展规模

在医疗服务市场化改革的今天，扩大医院规模求效率是湖南省乃至我国其他地区公立医院坚持医院可持续发展的一种理念。尽管这种理念从经济学上看并没有错，但是，规模经济理论告诉我们，由于外在环境的不确定性，规模发展与效率、收益之间的关系并不成正比，而是事实上的倒"U"字型。也就是说规模发展存在一个临界点或度，当超过这个度或临界点时，其与效率、收益间的关系就会往相反方向发展。公立医院的规模发展亦不例外，当其规模发展远远大于医疗服务需求，医院的效率和收益就有可能同时下滑或单方下滑的同时，医院的 DEA 有效得分也随之下滑。因此，建议医院不要盲目扩大医院规模，而是要根据域内居民医疗服务的动态需求来确定医院在纵横二向规模上是保持、缩减还是扩大。从湖南的情况看，可以适度扩大地处县（区）级行政中心的公立医院的规模，适度缩减地处市级行政中心的综合性公立医院的规模。

（2）定位医院服务功能，科学配置医疗服务资源

不同医院具有不同的医疗服务功能，不同医疗服务功能对医疗服务资源的需求和要求迥异。如综合性医院因服务对象（病种）的多样性，就需要大量具有不同专业背景的临床执业医生、技师和高精尖的医疗设备等，而专科性医院却因服务对象（病种）的相对单一性而所需要的专业医生、技师、医疗设备等的需求和要求就相对要少和低。此外，综合性医院的服务对象（患者）比专科医院的服务对象（患者）的量要少，其所需要的医疗服务资源量相对于专科医院来说也要大。假设没有定位好医院的服务功能就给医院配置

资源，就有可能造成医疗服务资源的严重的浪费。因此，建议医院首先定位好医院服务功能，再根据功能定位确定医院发展规模，最后根据医院规模配置医疗服务资源。

（3）引入先进医院管理模式，提高医疗服务质量水平

众所周知，医疗服务市场化是当前我国公立医院改革的重点，其目的就是要借助市场机制的优势来提高公立医院的服务效率，以此缓解政府的财政压力和有效化解国民"看病难、看病贵"之难题。但是，由于当前我国公立医院在管理模式上仍然沿袭计划时期的计划管理模式，医疗服务市场化改革的预期目标并没有如期实现。因此，建议公立医院借助现代企业管理模式，坚持以人为本，以满足国民基本医疗服务需求为导向，以降低国民医疗消费支出为基础，在努力提高医院人力的水平和素质的同时，优化医院人员结构，提高医疗服务质量，进而形成自己的办医特色和提升医院的整体效益。

五、影响湖南省公立医院适宜规模发展的主要因素

（一）域内居民医疗卫生服务需求

需求与需要有着质的区别，需要是指是指人们缺乏某东西而产生的一种"想得到"的心理状态，是内外环境的客观要求在头脑中的反应，通常以对某种客体的欲望、意愿、兴趣等形式表现出来，最终发展为推动人们进行活动的动机，它随着满足需要的具体内容和方式的改变而不断变化和发展。而需求则不一样，根据消费经济学原理，它是指在一定的时期，在一既定的价格水平下，消费者愿意并且能够购买的商品数量，它是人们在欲望驱动下的一种有条件的、可行的、又是最优的选择。需求的形成有三个必要要素，即对物品的偏好，物品的价格和手中可供支配的收入，因此，有学者认为，只有当这三个要素均存在的时候，人们对商品的需求才能在一定程度上得到满足。在医疗服务市场化的当代社会，公立医院的医疗卫生服务产品与其他商品一样，人们要要想获得该类产品，就必须具备需求的三个要素。从湖南省当前的经济发展状况、医疗服务产品种类与质量，以及人均收入水平来看，域内大多数居民具备了对基本医疗服务产品需求的三个要素。

首先，从人们对物品的偏好看，域内公立医院所生产的医疗服务产品种

类，基本上能满足人们对医疗服务产品的偏好。据《2011 年湖南省卫生统计年鉴》中的有关统计数据表明，国家划定的基本医疗服务产品种类，无论是中医、西医，还是民医和中西医结合的医疗服务，均可在域内的公立医院中寻求满足。尽管这种可获得的满足可能需要跨地区获得（如对民族医疗服务方式、方法的追寻），但并不能说明域内居民无法获得这种医疗服务产品。何况从我们对域内居民就医意愿的调研表明，除少数边远山区的部分少数民族居民和农村极少数居民偏好于民族医疗服务外，其他大多数居民均愿意求助于西医和中医。其中，偏向于西医服务的居民占调域内居民总数的72.3％，偏向于中医服务的居民占域内居民总数的 12.9％，认为只要能治好病且见效快的医疗服务，无论哪种医疗服务均可接受的居民占域内居民总数的 99.3％。域内居民对医疗服务产品的这种偏好，与域内公立医院种类的数量基本吻合（综合医院占公立医院总数的 67.8％，中医医院占公立医院总数的 20.1％，民族医院占公立医院总数的 1％）。由此可见，域内居民对医疗服务产品的偏好基本上能得到满足。第二，从物品的价格看，域内基本医疗服务产品的价格严格遵循了国家有关基本医疗服务产品的定价准则，域内大数居民认为现有定价较为合理，部分居民还认为现有定价低于了市场定价水平（如国家规定医疗服务的挂号费是专家门号诊费 50 元，教授号诊费 8 元，其他号诊费 5 元，简易门诊号诊费 3 元，这与市场定价的专家号200 元、教授号 100－150 元不等有着巨大的差距）。当然，这里需要指出的是，居民之所以认为现有定价较为合理或低于市场定价是因为他们排除了药品的定价，如果把药品价格算在内，那么一些居民就无法承受因药品定价虚高而带来的医疗服务需求压力。第三，从居民手中可供支配的收入看，城内居民的收入水平和域内政府对居民的医疗保险补助水平和湖南省城乡居民的人均收入水平与消费水平，亦基本能满足域内居民对基本医疗服务产品的需求。据有关统计表明，截至 2011 年 11 月底，湖南省城镇基本医疗保险参保人数达 1 937.56 万人，新农合参合人数 4 654.96 万人，基本医疗保险在全省基本达到全面覆盖；在医保补助方面，政府投入呈逐年增加趋势，各级财政对参保居民的补助标准从 2007 年的每人每年 40 元提高到 2011 年的 200

元，全省医保补助金额总计达 1 318 504 万元[①]。根据《2012 年湖南省统计年鉴》的统计数据表明，截止至 2011 年底，湖南省城镇居民人均可支配收入达到了 18 844 元，其中人均消费水平高达 16 783 元；农村居民的人均纯收入达到了 6 567 元，其中人均消费水平也达到了 5 607 元，尽管城乡之间的人均收入与消费支出差距达到了近 3 倍，但根据域内政府对域内居民基本医保补助标准的提高，以及医保付费方式的差异（省级医院住院费用的核准报销标准为所付费用的 40%，县级医院住院费用的核准报销标准为所付费用的 70%），城乡居民的收入差异并不影响农村居民对基本医疗服务产品的可获得性。

当然，这里需要指出的是，尽管城乡居民的经济收入水平不影响他们对基本医疗服务产品的可获得性，但并不意味着城乡居民对医疗服务的所有诉求获都得到了足够的回应，尤其是随着当今疾病谱的巨大变化（如种类癌症、艾滋病、以及糖尿病等）、人口老龄化趋势的加剧和人们生活质量水平的提高，无论从公立医院的总体规模还是单体规模，其所生产的医疗卫生服务产品数量，均难以满足人们对医疗服务的新需求。据调查，现阶段域内居民对医疗服务产品的具体新需求主要包括如下几个方面：一是对生存的新需求。求生存是人类社会永恒的主题，是人们最基本的消费层次或消费形态之一。无论贫穷阶层还是富贵阶层的绝大多数人们，均愿把钱花在维护人的身心健康上，因为他们知道，一旦疾病缠身，不仅会导致其身心健康受到伤害，而且更甚者是危及到生存。政府之所以举办公立医院，并建立一个庞大的医疗服务系统，其中最主要的原因之一就是为了救死扶伤。然而，作为医疗服务产品的主要提供者，尽管也清醒地意识到救死扶伤是其最根本的宗旨和最基本的职责所在，但是随着社会经济的高速发展和医疗科技水平的不断进步，他们认为在医院现有规模的基础上，任凭其使命或其价值理念去满足人们对医疗服务的诉求只能是一句空话。因为现阶段人们对生存的期望值远远高于以往的任何历史阶段，人们在过去认为无药可医，无术可救的疾病（如天花、麻症、结核、老年痴呆等病症），现在不仅有药可医，而且有术可治，所以，一些医院管理者认为，要想拓展医院救死扶伤的内涵与外延，并

---

① 《湖南拟改革医保付费方式》，《三湘都市报》2011. 12. 16. http://www. hnfgw. gov. cn/

以此满足对生存的新需求，唯一之道就是扩大医院规模，增加医疗服务产品的数量和质量。二是对健康和医疗环境的新需求。众所周知，在不同的历史形态下，人们对健康的医疗环境的需求有所不同，处于历史贫困阶段的人们和处于历史富裕阶段的人们对健康和医疗环境的需求甚至可以说有着天壤之别。在历史贫困阶段，大多数人总是想着如何发财致富，从而忽视了健康是革命的本钱，即使生病住院治疗，为了省钱也就从没考虑过治疗环境的好坏。而当人们开始积累了一定财富，并不为生计而发愁之时，就开始权衡金钱与健康对于人本身的重要性，权衡治疗环境对身心疾病康复的作用。尤其是当人们开始走向富裕时，追求健康并寻求好的治疗环境不仅成为一种时尚，而且成为人们向世人炫耀的一种资本。例如，时下一部分富裕阶层对健康的新需求主要表现在他们并不是因为他们确实处于重症状态而去医院就求问诊，而是出于健康问题或处于亚健康状态而生怕积累成疾，提早预防的一种表现。他们对治疗环境的新需求则主要表现在他们迫切需要获得一种优美、舒适而温馨的医疗服务环境而不是以前那种脏、乱、差的医疗服务环境，这不仅意味着人们已经开始有了"享受消费"，而且他们亦想借助这种新需求向世人证明其能力和人活着的价值意义之所在。三是对时间的新需求。随着我国社会主义市场经济体制的建立和完善，人们的生活节奏开始变得越来越快，"时间就是金钱"的理念已深入人心，因此，当其在接受医疗服务的同时，希望其所获得快捷、省时的服务以及尽早康复。然而，现有医疗服务的特点——四长一短（挂号、划价、取药、住院排队时间长、看病过程短）却无法满足人们对医疗服务时间的新诉求。公立医院现有医疗服务之所以有如此之特点，有医院管理者（尤其是三级以上医院的管理者）认为，医院规模过小是主因。在他们看来，假设某医院拥有良好医疗服务技术、质量水平和声誉，但由于医院规模（包括卫生人力、医疗床位、医疗设备、门诊和住院大楼建筑面积等）过小，患者就只能接受挂号排队拥挤、划价速度和入院速度冗长的现实，如若改变这种现状，扩大医院规模是最行之有效的办法之一。我们对湖南省三级以上公立医院的实地考察表明，扩大医院规模确实能缩短患者的求医问诊时间，但同时也发现，医院规模发展有一个度，超过了这个度，就会导致医院的规模经济效应彻底失效，

（二）域内人口密度及经济发展水平

人口密度是指单位面积土地上居住的人口数。它是表示某一地区人口的密集程度的指标。通常以每平方千米或每公顷内的常住人口为计算单位。至2011年底止，世界人口密度约合 42.3 人/每平公里。我国总面积 960 万平公里，13.39 亿人口（第六次人查口普查），人口密度约合 139.6 人/每平方公里。至 2011 年底止，湖南省域内常住人口 7 135.60 万人，总面积 21.18 万平方公里，人口密度约合 336.9 人/每平方公里，是世界平均人口密度的 7.96 倍，是全国平均人口密度的 2.4 倍。有关疾病的流行病学研究显示，人口密度的大小与发病率和患病率的大小呈正相关关系。所谓发病率，是指一定期间内某病新病例的发生频率，通常取自于长期随访观察的特定人群。其计算公式为：

$$发病率 = \frac{观察期间内发现的新病例数}{同期平均人口数} \times 100\%$$

所谓患病率，是指是某特定时间内总人口中某病新旧病例所占的比例，通常用来表示病程较长的慢性病的发生情况。其计算公式为：

$$患病率 = \frac{某期间某病的新旧病例数}{该人群同期平均人口数} \times 100\%$$

从发病率和患病率的含义看，尽管两者所表述的意思有所差异，但其本质没变，即均表示人体机能偏离了正常运行之轨道，均需要得到医疗服务的救治。也就是说，一个地区的发病率或患病率越高，该地区对医疗服务产品的需要量就越大。而一般情况下，医疗服务产品的供给量又受制于医院医疗服务产品的产量。按市场经济学原理，当某地区的医疗服务产品需大于供时，就势必扩大医院规模以增加产量，由此推论，一个地区人口密度的大小与医院规模大小呈正相关关系。当然，这里需要指出的是，需要和需求是两个不同的概念（前文已指出），尽管某地区的医疗服务产品需过于供，也尽管医疗服务产品是人品稠密地区的人们的刚性需求，但在很大程度上，医院规模还受制于该地区的经济发展水平。依据经济学原理，医院扩大规模的主要目的是获得规模经济。假设医院规划扩大，反倒会导致其利润下降或者是亏本，那么，医院就不可能再有扩大规模的冲动。除非其获得政府的巨额补贴或被相关的政策所制约，否则，医院就会自行缩减规模。

根据《2012 年湖南省卫生统计年鉴》和《湖南省 2012 年统计年鉴》的统计数据表明，湖南省公立医院在各地区的布局情况以及各地区单体医院的规模情况看，无论是地区公立医院的总体规模还是单体规模，均与当地的人口密度与经济发展水平的高低有很着正相关关系（见表 5-18）。

表 5-18　湖南省 14 个市州的人口密度、经济发展水平与公立医院规模的关系

地区	人口密度（人/平方公里）	地区生产总值（亿）	公立医院（个）	其中：三级医院	二级医院
长沙市	598	13 620.89	88	16	25
株洲市	345	4 024.83	40	6	19
湘潭市	555	3 380.28	35	2	16
衡阳市	469	4 865.05	54	6	23
邵阳市	341	2 083.11	37	2	24
岳阳市	370	4 388.76	40	3	21
常德市	316	3 960.84	48	2	23
张家界市	157	587.42	10	0	8
益阳市	346	2 060.17	19	1	13
郴州市	238	3 189.08	47	1	23
永州市	234	2 130.67	47	3	23
怀化市	172	1 883.73	48	4	22
娄底市	468	2 373.75	29	1	16
湘西州	166	808.44	30	1	19

表 5-18 显示：长沙地区人口密度最高，经济发展水平最好，因此，公立医院的地区规模和代表最高医疗服务水平的三级医院规模也最大，分别达到 88 家和 16 家。湘潭市的人口密度尽管仅次于长沙市，但由于其经济发展水平相较于长沙市来说却远远赶不上长沙市水平，两者相差 4 倍，所以，其地区公立医院的总规模只有长沙市的 1/2 和高水平的医疗服务医院只有 1/8 也就不能理解。如果以湖南省 14 个地（市）州的平均人口密度 341 人/每平公里、地区医院规模的平均值约 41 家和三级医院规模均值约 3.4 家作为标杆，那么，不难看出，除株洲、衡阳和岳阳基本达标外，其他地区均不符合要求。之所以出现这种现象，这里唯一能对此进行解释的是，上述三个地区的经济发展水平均排在除长沙市以外的各地（市）州的前列。基于此，我们

完全可以推论，地区公立医院的规模大小不仅与人口密度有关，而且与当地的经济发展水平呈正相关。当然，这里需要指出的是，图表中亦有小部分地区的医院规模大小看上去确实与地区经济发展水平和地区人口密度大小的关联性不大，但这可以与我们国家的宏观卫生政策有关，如代表较高医疗服务水平的二级医院看上去似乎在地（市）州间的差别不大，但除张家界外，人口密度最小的怀化市（172 人/每平方公里）与人口密度最高的长沙市相比较也只差 3 家，这说明经济发展水平相对滞后的怀化市在很大程度上受惠于国家宏观卫生政策，即尽可能使基本医疗卫生服务的可及性和公平性达到最优状态。如果国家把所有的公立医院私有化或私营化，让医院完全遵从市场发展规律，那么，市场失灵之时，也就是经济不发达地区高水平医疗服务医院的消费之时，因此，在这里，我们不应该把公立医院的规模发展看成与各地区的人口密度和经济发展水平无关，反倒应当认为这是社会主义市场经济体制的优越性。

（三）域内公立医院服务能力

众所周知，企业规模扩张和规模缩减的最根本动因在于最大限度利用生产资料、提高管理效率等以获取高额利润。利润是推动企业生产经营、技术创新、制度创新以及进行人才培训等的原动力。一个企业若想在激烈的市场竞争中生存、发展、以避免被其他竞争对手淘汰，那么，就必须保持其旺盛的竞争力。因为没有旺盛的竞争力，就不可能创造更多的利润，没有足够的利润，也就不可能推动企业进一步发展。由此推论，竞争力是影响企业规模扩张与缩减的主要因素。当然，这里还需要特别指出的是，为什么企业的规模缩减与规模扩张的作用被人们认为具有同等功效？一般认为，企业规模扩张能带来规模经济，能提高其市场的垄断地位，同时也能获取其在某领域的独特优势等，该看法固然没错，但可能有人会对规模缩减和规模扩张两个对立的概念产生质疑。因为从规模缩减表层看，缩减经营或生产规模意味着该企业不是开始走上坡路，就是该企业发展到了一个极不稳定的时期，因此，缩小规模也就不可能象增大规模一样能使企业获取高额利润。其实不然，尽管规模缩减与规模扩张是两个相对独立的概念，但是，规模缩减在本质上同样是为了提高其市场竞争能力和获取高利润。这是因为，企业规模在扩张过程中所投入的巨大成本，为企业战略转筑起了一道难以逾越的退出壁垒，同时也使企业在其经营环境发生巨大变化时导致其无法应对的尴尬境地，换句话说，就是企业规模的扩张超越了企业本身的承载能力。当企业难以承载其规模扩张带来的巨大压力之时，缩减规模就成为获取竞争力和保持或获取高利润的的最有效方法之一。这是因为缩减规模不仅可以使企业节约生产成本，而且可以使企业集中所有的财力、物力和人力发展其优势领域，因此，从这一意义上来说，缩减规模完全可以提高企业的管理效率和使企业能更为灵活地面对经营环境变化所带来的挑战，同时也可以为企业重新凝聚或打造其核心竞争力提供充足的时间和资本。

公立医院作为公益性医疗服务产品或服务的生产和提供单位，尽管其建院的初衷与企业的宗旨、使命、经营理念等基本上是背道而驰，但是随着我国社会主义市场经济体制的建立和医疗服务市场化改革的进一步深入，再加上国家对公立医院财政投入的严重不足，医院不得不开始考虑运营的利润问题。因为没有利润，医院就无力进行技术创新、制度创新和管理机制创新，同时也就无法留住优秀的人才和无力对现有人才进行新技术、新方法的培训等，所以，在国家对公立医院相关财政投入政策的限制下，追求高额利润就成了公立医院的第一要务。尽管获取高额利润的方法很多，但是，借鉴企业获取高额利润的法宝之一——扩大或缩减医院规模以节约生产成本和交易成本则成了当下医院最常用的方法之一。以湖南省公立医院的发展为例，近几年湖南省的大部分医院在持续扩张着自己的规模，只有极少数医院规模被兼并或缩减现象。如中南大学三所附属医院、湖南省人民医院、长沙市人民医院、湖南中医药大学附属一医院、岳阳市人民医院、怀化市人民医院等三级医院，于近五年内的床位规模、卫生人力规模、设备规模和基础设施规模等均呈成倍增长，此外，一些县级公立医院如安化县人民医院、攸县人们医院等的床位规模、卫生人力规模、设备规模等亦有着不同程度的增长，其中，作为我国公立医院改革试点县——攸县人民医院正着手扩建一座拥有3000张以上床位的特大型医院。当然，这里需要引起注意的是，医院利用规模优势增加利润的前提是其必须拥有较强的医疗服务能力，否则规模扩张并不能带来规模效益。

体现医院医疗服务能力的指标包括接纳门急诊和住院患者的数量、医疗服务质量水平、医疗服务技术水平、患者满意度等诸多指标。其中医疗服务技术、医疗质量和患者满意度指标是反应医疗服务能力的三大核心指标。所谓的医疗服务技术，是指医疗机构及其医务人员以诊断和治疗疾病为目的，对疾病作出判断和消除疾病、缓解病情、减轻痛苦、改善功能、延长生命、帮助患者恢复健康等采取的诊断与治疗措施。简单地说，就是指医疗活动中采用的各种技术的总称。医院的医疗技术水平越高，医院的服务效率越高，对患者恢复健康越有利，患者对医院的认可度也就越高。当医院现有规模难以承载越来越多的患者之时，医院就会从横向上扩大规模，以此满足更多患者对高水平医疗技术服务的诉求。所谓医院服务质量，是指医疗服务过程、诊疗技术效果及生活服务满足患者预期康复标准的程度。其包含的主要内容有：诊断是否正确、及时、全面；治疗是否及时、有效和彻底；诊疗时间的长短；有无因医、护技术和管理措施不当给患者带来不必要（心理或生理）的痛苦、损伤、感染和差错事故；医疗工作效率的高低；医疗技术使用的合理程度；医疗资源的利用效率及其经济效益；患者生存质量的测量和病人的满意度（医疗服务与生活服务）。[①] 医院的医疗服务质量越高，患者对医院的认可度及依赖程度就越高，医院的病源就越大，患者数量就越多。当医院现有规模难以承载越来越多的患者之时，医院就会从纵横两向上扩大其规模。横向规模扩张主要内容包括增加医院的床位、人力、建筑面积和大型医疗设备等，纵向扩张的主要内容则包括医院品牌输出、技术输出和实施医院兼并策略等。医院通过纵横两向的规模扩张，以此实现医院对高额利润的追求和满足患者对高质量医疗服务诉求。所谓患者满意度，是指人们由于健康、疾病、生命质量等方面的要求而对医疗保健服务产生某种预期期望，然后对所经历的医疗保健服务进行比较后形成的情感状态的反映。据相关研究表明，患者的满意度与医院的品牌、医院的病源和病人数量等呈正相关关系。患者对医院的满意度越高，表明医院的医疗服务技术水平和医疗服务质量水平越高。医疗的医疗技术水平和医疗服务质量又在很大程度上决定了医院的品牌，医院的品牌又在很大程度上决定了患者对求治医院的选择。根据人文社会医学中从众心理观得出此结论。

---

① 《医疗质量》，http：//baike. sogou. com/v724846. htm？ ch＝ch. bk. innerl－ink

（四）其他相关因素

1. 域内自然地理及交通设施

区域内自然环境、地理条件及交通设施对公立医院发展的影响主要通过以下几个方面：

第一，自然地理条件好、交通方便的地区一般经济发展较好，老百姓的卫生服务需求增长较快，医院的服务半径大大增加，进而促进了公立医院的发展。这点我们可以从湖南省内各市州三甲医院的数量分布得到验证，湖南省经济最发达的地区当属长沙地区，该地区属湖南省会所在地，交通极为便利，吸引了大量的外来人口，从 2009 年到 2013 年，长沙人口增速为 7％左右，快速增长的人口医疗需求增长迅速，虽然长沙市拥有三甲医院的数量高达 16 个，占湖南省三甲医院总数量的三成，我们依然发现该市各三甲医院都是人满为患，一号难求的现象依然突出。另一方面，我们从长沙市某三甲医院病源统计数据得知，在某科室的所有住院患者中，来自本市的比例大约为 40％，有 30％左右来自湖南省内其他市州，另外还有 30％左右来自全国其他省的患者。而且，有些科室，来自外省的比例还要高，这与长沙地处交通要道，医疗服务半径增大有密切的关系。湖南省内三甲医院数量排名第二的城市是衡阳，这与衡阳市的地理环境、交通条件密切相关。衡阳市地处交通要道交汇处，同时又是旅游景区，京广、西南许多车辆在此交汇，区域内高铁、高速交汇成网。该市人口密度远低于湘潭市，但衡阳市公立医院的数量远远多于湘潭市，特别是三甲医院的数量，更是达到 6 个之多，而该市三甲医院的病例来源情况与长沙市的类似，外地病源占比较高。以南华大学附属第三医院为例，该院为三甲医院，地处衡阳市南岳旅游区，据统计，该院病例来源中外地游客占比达到将近 50％左右，在传统节假日或旅游旺季，这个比例还要高些，可以说，旅游医疗在当地已成规模。

第二，基层公立医院的发展与当地自然地理环境、交通设施状况紧密相关。基层医疗服务半径又称居民到该区域内公立医院的最大步行距离，在湖南省内，医疗服务半径一般与卫生服务需求、两周患病率、两周就诊率等一起来评估当地医疗资源的可及性问题。所谓两周患病率是反映居民健康状况，反映医疗需求量的指标，，其计算公式为：

$$两周患病率=\frac{观察人群中两周内患病的人次数}{观察人群总数}\times100\%$$

两周就诊率是反映居民对医疗服务资源利用状况的指标，其计算公式为：

$$两周患病率=\frac{调查人群中两周内就诊的人次数}{调查人群总数}\times100\%$$

一般情况下，两周患病率的高低主要取决于区域内当地群众的健康状况，如冬春季节，当地的呼吸道疾病的两周患病率就会较全年平均水平偏高，而夏秋季节，该类型疾病两周患病率就会低于年平均水平。两周就诊率的大小主要取决于当地医疗资源的服务半径、可及性，在我国，主要是以公立医院为研究对象，用来评估卫生资源的利用状况。有研究显示我国农村居民两周就诊率较城市偏低，而在对影响农村居民就诊的多因素研究中，排在首位的分别是经济、知识、交通地理等因素。而湖南省处内陆丘陵地带，许多市州下属县、乡多山、多水，居民居住较散，在某些较偏远地区，由于交通不便，当地公立医院医疗服务半径极其有限，直接影响了医院的发展。以衡阳市常宁为例，该市含 23 个乡镇，离市区最远的塔山乡距市内约 80 里山路，当地一些偏远山区居民去市区看病就医一般要用一天的时间乘车，当地政府在乡政府所在地设置乡卫生院一所，但由于所处山区，普通居民就医依然要步行 2 个小时以上，导致居民就医愿望下降，当地居民两周患病率明显高于两周就诊率，而当地的乡卫生院门诊量、就诊人数与交通便利的同等条件下的其他卫生院相比差距明显，可以说塔山乡卫生院的发展受到了当地地理环境、交通状况的制约。与常宁市塔山乡卫生院相似的还有很多基层公立医院。

第三，由于自然地理环境、交通状况原因，影响公立医院发展的另一个方面是高素质医疗人才的汇聚。医院的发展离不开人才，尤其是高素质的医疗人才已成为各医院竞相争取的对象，这是因为优秀的医疗人才已成为医院的核心竞争力。而对于优秀的医疗人才而言，良好的环境是考虑的问题之一，特别是自然地理、交通状况，这点我们可以从省内某重点医药大学的毕业生就业去向可以得知，该校临床专业的毕业生部分会选择北京、上海、广州、深圳等一线城市，还有一部分会选择省会等二线城市，但很少会选择县及以下城市的医院，这样的情况在全国比较普遍。自然环境条件差、交通不便的基层公立医院优秀医疗人才缺口极大，许多乡镇卫生院由于缺乏优秀的医疗人才，卫生服务质量令人堪忧。笔者曾走访省内一些基层卫生院，了解到国家投资增添了不少必要的医疗设备，但由于医疗人才的流失，许多设备由于没人会操作而原封不动的封存，这样的结果导致医疗资源的大量浪费，基层的公立医院也错过了发展的良机。

第四，自然地理环境影响公立医院重点专科的发展。我国地域广阔，不同区域内卫生条件差别较大，虽然建国后我国医疗卫生事业发展迅速，消灭或控制了大部分的传染病或地方病，但还有些地区某些疾病存在局部高发态势，如血吸虫病等。作为我国医疗保障的重要力量，我国各级公立医院是体现社会主义制度优越性的重要基础，因此，区域内的公立医院在应对这些特殊疾病方面是重要的方向，如岳阳市的公立医院在血吸虫病防治方面优势明显，而云南大理的公立医院对于"大脖子病"有特殊研究，山西省的地方公立医院对神经管畸形患儿的预防与治疗方面在全世界享有盛誉。

2. 域内文化水平及风俗习惯

文化水平、风俗习惯深刻影响着当地居民的就医行为。有研究显示高学历的人群更关注自己的健康，在主动就医、健康生活方式、对待疾病的态度等方面较学历较低的人群，应对更加积极。比如高血压、糖尿病等慢性疾病，在对社区进行的研究中，患有这些疾病而未正确合理就诊或遵医嘱的大都为低学历人群。例如，同样的一个可修复的虫牙，经过医生的讲解和建议，高文化者即便是保守治疗的诊疗过程比较烦琐，花费较高，也不会轻易选择拔牙，而是希望能尽量保全天然牙；而低文化者通常对眼前烦琐的诊疗过程及相关的费用难以理解，而要求一拔了之，全然不顾盲目拔牙的后继麻烦（拔牙后再修复可能会遇到更多的麻烦和更高的费用）。同样的，区域内普通人群的文化水平和一些风俗习惯对于他们的就医行为有着很大的影响。不同文化背景、教育程度、经济水平及其个人卫生意识不一样，对社会整体卫生状况的影响方向和程度有差异。以吸烟为例，调查显示，发达国家、发达地区人口中吸烟比例明显低于欠发达地区人口吸烟比例，高学历人群吸烟率以及糖尿病、肥胖病患病率明显低于低学历人群。同样，风俗习惯也对人们的健康行为有着重要的影响。印度的恒河在印度教徒的心中是一条圣河，而占印度大多数人口的印度教徒无论生病或是死亡，都要在恒河里面洗一洗，确保灵魂圣洁，这样的风俗被当地大多数居民所遵守，但带来了很大的医疗卫生问题，很多传染病在恒河流域传播。人类历史上几次大范围的传染病流行都与恒河有关，或者恒河就是传播源头，而这对当地的医疗提出了很大的挑战。还有一些不良风俗习惯对健康的影响较大，比如泡菜文化、腌菜文化等深刻地影响着当地人群的健康。如河南安阳市林县的"食管癌"村，就与当地居民经常食用腌菜有很大的关系，这些文化、风俗影响着当地疾病类别的发病率。

区域内居民的文化水平和风俗习惯影响着当地的公共卫生状况，对公立医院的发展起着制约作用。如上所描述，居民的生活方式、健康意识、就医行为等与其文化水平、当地的风俗习惯有着密切的关系。国内外的研究证明在新的医学模式下，文化水平、风俗习惯对人民的健康正产生着潜移默化的作用。现代医学模式指在现代医学、科学和哲学基础上形成的医学观和医疗卫生结构体制，也称"生物心理社会医学模式"，主要特点是把人看成一个多层次的完整的连续体，在疾病和健康上同时考虑了生物的、心理的、社会的各种因素的综合作用。其最基本特征是把人体的健康和疾病不仅看成是某种生物变量的结果，而且是心理、生理、社会之间关系的协调与破坏的结果。它的提出与医学的社会化发展密切相关，医学发展的社会化是指从个人分散的医疗活动转变为社会分工协作进行的系统医学活动的过程。随着都市化的发展，生产和生活消费行为的进一步社会化，使公共卫生和社会保健问题变得日益突出，人类保护健康和与疾病斗争日益突破个人活动的局限，成为全社会关注的问题，即需要国家、社会的参与，采取相应的社会措施。人类活动的全球化已使严重影响人类健康的传染病和非传染病跨越国界，成为全世界应该共同防范的问题，这些均使医学社会化的趋势不断加强。由于医学社会化的迅速发展，区域内人群的健康不仅与生物因素有关，也与其文化水平、风俗习惯等因素密切相关，特别是与一些社会病的发生密切相关。从这方面来讲，公立医院是我国践行现代模式的主要载体，在应对医学的社会化浪潮中，公立医院的发展必然会受到当地居民文化水平、风俗习惯等条件的制约。特别是随着我国经济的迅速发展，整个社会生产力的迅速提升带动了人民群众的文化水平、生活水平的提高，使人民对健康有了更多、更高的要求，人们已不仅仅满足于对疾病的防治，而是积极地要求提高健康水平和生活质量，还要求和谐的人际关系和社会心理氛围，而这都对公立医院提出了新的挑战。

3. 域内公立医院的服务理念

公立医院是政府为维护和改进人群的健康状况而创办的，具有一定福利性质的公益性事业单位。政府通过财政投入、税收优惠和计划调控等手段确保其性质和发展方向。公立医院的公益性决定了其不应以营利为目的，而应致力于人群健康水平的改善。医院服务理念是医院在自身发展过程中形成的以价值为核心的先进的文化管理模式，是医院在经营活动和长期发展过程中，并在一定社会经济条件下通过社会实践所形成的并为全体成员遵循的共同意识、价值观念、职业道德、行为规范和准则的总和，也是在一定社会文化基础上发展形成的具有医院自身特征的一种群体文化，它不仅是医院整体形象的外在表现，更是医院综合竞争能力、基础管理底蕴和人员向心力的表现，优秀的医院服务理念对于培育医院良好氛围，丰富医院建设内涵，提升医务人员素质，尤其对医院发展起着重要的作用。

实际上，医院服务理念的内涵可用一个简单的公式表达：

医院服务理念＝价值理念＋行为规范

价值理念包括：医院宗旨、医院价值观、医院哲学、医院精神、医院道德、人格魅力、座右铭等。医院服务理念对医院的发展起着重要的作用，这是因为它们具备以下功能：

（1）导向功能

医院服务理念从本质上体现着医务人员的价值取向。通过服务理念的熏陶和影响，能够引导医务人员将个体的思想观念和行为追求与医院发展的整体目标相一致，进而浸透到医务人员的思想、并体现在行动上。特别是现在的医疗环境下，医患关系紧张已成为各医院面临的主要棘手问题之一，而"一切为了患者"的医院服务理念将会引导科室主任、值班医生、护士长、值班护士等一线工作人员在选择诊疗方案时，尽可能考虑患者的利益，从而在最大程度上尽可能避免医患矛盾的发生。

（2）约束功能

医院服务理念是医务人员的行为准则。通过宣传，不仅能够在个体外部形成一个具有社会评价指标的舆论氛围，而且能够在个体内心产生强大的自我约束力量。通过上述途径，医院服务理念规范、约束、塑造着医务人员的思想与行为，有效保证了医院建设目标的实现。

（3）凝聚功能

医院服务理念是医院建设的精神动力和智慧之源。好的服务理念能够将医务人员的信念凝聚到医院发展理念之中，并形成一种视之有形、闻之有声、融之有觉的整体氛围。通过个体目标与群体目标的趋同，对个体而言能够产生责任感、使命感和归属感，而对群体而言就能够形成强大的凝聚力与向心力。

（4）辐射功能

医院服务理念的辐射功能是指将医院的经营理念等传递给社会大众的能力，作为对外宣传和交流的旗帜与桥梁，医院服务理念直接影响到社会大众的认知和选择。通过医务人员精神风貌和良好形象的直接展示，有利于树立并提高医院在社会公众心目中的良好形象，能够获得良好的社会效益和经济效益，同时，也能促进医院的良性发展。

综上所述，良好的医院服务理念能够给社会公众一种集医院形象、优质服务等于一体的整体性认识．是一个价值不菲的无形资产，它能吸引广大患者对医院的医疗服务产生独特的信任感和满足感，从而建立稳定的品牌形象，赢得市场优势，提升医疗效益和实现社会效益。

六、域内公立医院规模预测值推算

（一）域内公立医院总量规模

以前文对湖南省 2015 年居民医疗服务需求量预测值 39 268.17 万人/次为依据，采用一元线性方程预测 2015 年湖南省公立医院总量规模值获知：假设 2015 年公立医院诊疗总量占医疗服务需求总量的百分比保持在 2010 年的 28.23％的水平，那么 2015 年公立医院的总诊疗量将达到 11 085.4 万人次。如果再按 2010 年公立医院的平均诊疗量 96 793.69 人/次计，那么 2015 年的公立医院数量将会从 2010 年的 572 家增加到 1 100 余家，增长空间达 92％，即使按年均增长量，亦达到了近 15％。当然，这里需要特别说明的是，上述总量规模预测的前提是基于各医院的运营绩效均处于最优状态，各医院的床位、人力和医疗服务技术等均处于同等状态之下，如果把医院效率指标、医院床位规模、人力规模等指标纳入到医院总量规模预测之中，那么，上述预测结果将会产生较大变化。因此，这里的推测值只能说明湖南公立医院的总量有增长空间。

(二) 医院类型及医院等级规模

对不同类型公立医院规模总值的预测，可以做一个简单的假设性证明：已知 2010 年湖南省的居民服务需求量为 55 365 993 人次（以当年各类公立医院总诊疗人次数计），各类公立医院总数 572 家，其中综合性公立医院 388 家，假设各类医院的规模、服务能力等均一致，求每家医院应承担的服务量和 388 家综合性公立医院当年应承担的医疗服务量。通过计算，每家医院应承担 96 793.69 人次的医疗服务量，其中，综合性公立医院当年只需承担 37 555 952 人次的医疗服务量。然而，事实是 388 家医院当年承担了 42 656 835 人次的医疗服务量，理论服务量与实际服务量之间的差距竟然达到了惊人的 5 100 883 人次。如果按每家综合性公立医院只需承担 96 793.69 人次的理论服务量计算，那么，湖南省至少还需建设 53 家左右的综合性公立医院，否则，现有综合性公立医院只能在超负荷下运转。

(三) 医院人力规模及床位规模值预测

1. 医院人力规模值

医院人力是医院得以生存和发展不可或缺的前提条件，其规模大小直接影响到医院的服务效能。所谓医院人力规模，是指在医院从事各类工作和未来有志在医院从事各类工作人员的总和。它包括各类卫生专业人员和各类非专业卫生人员。所谓专业卫生人力员，是指受过不同教育与职业培训能根据人民的健康需要提供卫生服务并贡献自己才能和智慧的人（梁万年，2003）。非专业卫生人员尽管是与专业卫生人员相对的一个概念，但并不代表非专业卫生人员中就没有专业卫生人员，比如医院管理人员就有很大一部分人是医院的技术骨干。但为方便分析时减少误差，这里仍把管理人员排除在外（事实上，其已计入专业卫生人力之内了），此外，由于潜在医院人力的不确定性，因此，这里亦加以排除。

根据《2011 年湖南省卫生统计年鉴》统计数据，截止至 2010 底，湖南省公立医院的总人力为 133 255 人，其中执业医师 45 228 人，注册护士 61 564 人，药师和技师共 17 656 人，其他人员 8 807 人。相较于 5 年前的 2006 年，医院总人力增长近 39.99%，执业医生增长了 24.38%，注册护士 增长了 66.89%，药师和技师增长了 26.62%，其他人员增长了 58.91%。 如果仅从数据上看，湖南省公立医院的人力建设确实取得较为显著的成绩，尤其注册护士规模，不仅增长速度惊人，而且在医护比上也超过了我国当前 平均水平。据有关数据统计称，当前国内公立医院的平均医护比为三级医院 1∶1.36 人，二级医院 1∶1.13 人。如果按三级医院的医护比计算，2010 年，湖南省仅需注册护士 61 510 人，如果按两级医院医护比的中位数 1∶ 1.25 人计算，那么 2010 年湖南省公立医院所需注册护士就只需要 56 535 人，按二级医院医护比计，所需注册护士人数则更少，大约为 51 108 人。但是如果按原卫生部于 2011 年颁发的《中国护理事业发展规划纲要（2011 －2015)》中的有关规定——每千人口注册护士为 2.07 人，注册医师与注册 护士比为 1∶1 人—1∶1.2 人进行计算[①]，那么，湖南省所需注册护士总量 为 146 753 人，所需注册医师总量则 133 412 人—122 294 人。如果按当前医 院注册护士占全省注册护士总量的 70% 计，那么湖南省各医院所需注册护 士约为 102 727 人，如果再按当前公立医院注册护士占全省医院护士总量的 95% 计，那么公立医院所需注册护士总人数约为 97 591 人；同理得出湖南省 公立医院所需注册医师总量约为 55 179 人—50 580 人。显然，按国家之规 定，湖南省公立医院所需注册医师与注册护士和现有注册医师与注册护士之 间的差距竟然分别达到了约 9 951 人（5 352 人）和 33 027 人。如果把湖南 省的各类公立医院看成一个整体性医院，那么，就可以得知目前湖南公立医 院所需药师、技师及其他技术人员的实际需求量分别为：16 295.47 人、 18 332.40人和 16 295.47 人（见表 5-19）。

---

① 原卫生部：《中国护理事业发展规划纲要（2011－2015)》，http：//baike. baidu. com/link？ =ZacaeMF7BgYPMkqpkQl41SjNgZRdAkkmdxt5RZ6lzaN4NM7NXra9lWz56TOzZUQA5jIutGshhEjJ ut url And1f9K

表 5-19　湖南省公立医院现有人力规模与未来五年需要达到的规模对照表

人力名称	现有规模（人）	所需规模（人）	备　注
注册医生	45 228	55 179 (50 580)	计算依据为《中国护理事业发展规划纲要（2011—2015）》，注册护士每千人口 2.07 人，医护比 1∶1.1 或 1∶1.2。药剂师和其他卫技人员分别按医院总人数的 8% 计，检验技师按 9% 计（该类人员因国家无新的规定，因此，此处参照 1978 年《综合医院组织编制原则（草案）》中规定进行计算）。（下同）
注册护士	61 564	97 591	
药师	18 783	16 295	
技师	14 883	18 332	
其他	28 467	16 296	

（原始数据来源：《2011 湖南省统计年鉴》、《2011 年湖南省卫生统计年鉴》和湖南省卫生厅、湖南省卫生经济与信息学会。表 5-16 同）

　　根据前述计算方法，可以获知湖南省各地区公立医院的人力规模值。通过计算后发现，除长沙地区公立医院人力中注册护士超过医院实际需求的人力外，其他地区公立医院的卫生人力无论在总量上还是在分类人员的量上均存在不同程度的短缺（见表 5-20）。

表 5-20　湖南省各地区公立医院现有医院人力规模和所需医院人力规模对照表

	现有医师人数	医师实际需求人数(1∶1.1)	医师实际需求人生(1∶1.2)	现在护士人数	护士实际需求人数	现有药师人数	药师实需人数	现有技师人数	技师实需人数	现有其他人数	其他卫技人员实需人数
长沙	10 577	12 676	11 620	16 039	13 944	1 717	2 840	1 630	3 195	1 867	2 840
株洲	3 736	6 938	6 359	5 032	7 631	7 98	1 554	617	1 748	741	1 554
湘潭	2 691	4 843	4 531	3 330	5 437	581	1 096	497	12 343	520	1 096
衡阳	4 580	12 811	11 744	5 364	14 092	1 082	2 870	844	3 228	683	2 870
邵阳	3 251	12 706	11 647	4 549	13 976	731	2 846	652	32 027	737	2 846
岳阳	3 230	9 807	8 989	4 205	10 787	757	21 978	602	2 471	539	2 197
常德	3 332	10 249	9 395	4 276	11 274	656	22 972	642	25 839	504	2 296
张家界	945	2 664	2 442	1 200	2 931	248	597	218	671	160	597
益阳	2 011	7 897	7 239	2 278	8 687	487	1 769	363	1 990	360	1 769
郴州	3 847	8 233	7 547	5 122	9 056	718	1 844	669	20 753	719	1 844
永州	2 850	9 319	8 542	4 183	10 251	604	2 087	542	2 348	873	2 087
怀化	3 080	8 494	7 786	4 176	9 343	740	19 032	663	2 140	1 127	1 903
娄底	2 386	6 781	6 216.04	2 733	7 459	544	1 519	322	1 709	513	1 519
湘西州	1 771	4 581	4 199	2 449	5 039	377	1 026	429	1 154	444	1 026

表 5-20 显示，在各地区间公立医院人力中，注册医师短缺最严重的地区有益阳、邵阳、怀化和常德地区，短缺量均超 260％以上，其次为永州和岳阳地区，短缺量在 200％－260％之间，短缺量最小的为长沙、株洲和湘潭三个地区，均在 90％以下。注册护士除长沙地区有多余处（约多 13％），其余地区均短缺，其中短缺最为严重的地区是益阳和邵阳，均超过 200％，其次为娄底、常德、衡阳和岳阳地区，其短缺量均在 150％以上，短缺在 80％以下的地区依次是株洲、湘潭和郴州。药师、技师和其他卫技人员的短缺程度，大致与注册护士的短缺程度相同。这里需要特别指出的是，上述结果只是建立在纯理论基础上的一种分析（即以年末常住人口和国家有关规定为依据所进行的一种推算值），并不代表现实中的每个人每年都会去医院看病，因此，有误差是肯定的。尽管有误差，但湖南省公立医院人力严重短缺是一个不可否认的客观事实。以我们实地调研医院之一——株洲市攸县人民医院为例：已知该院 2012 年拥有执业医师 189 人，当年总诊疗量 271 263人次，出院患者占用总床日数 201 749 天，求该院医师人均每日担负的诊疗人次和住院床日。通过计算获知，该院医师人均每日须承担 6.15 人次的诊疗量和 4.5 天住院床日。对照当年我国同类型医院医师日均担负 6.1 人次的诊疗量和 2.6 人/住院床日、以及我国中部地区同样医院医师日均担负 4.97人次和 2.87 人/住院床日可以看出：湖南省公立医院床位资源短缺是客观存在的事实，由此可见，上述预测结果的可信度较高。

2. 医院床位规模预测值

所谓医院床位规模，是指医院拥有各类病床（张）数的总和，它包括普通病床、急诊病床和特护病床等。根据上述定义，我们对湖南省公立医院的人力和床位展开调研，并将分析结果与国家的有关标准进行对照后发现，目前湖南省的医院人力总量偏小，其和医院床位在地区布局（配置）上不均衡和在医院个体拥有量上落差大。

尽管近年来湖南省公共医院的床位规模在逐年增长（见图 5-9），但医院床位总量略显不足，床位资源配置均衡性较差和单体医院规模扩张呈现盲目性。

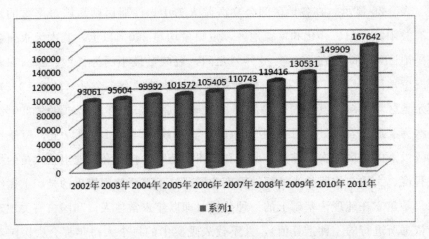

图 5-9　2002 年至 2011 年湖南省公立医院床位资源发展变化图

图 5-9 显示，自 2002 年以来，湖南省公立医院床位规模在总体呈直线上升态势，且增幅速度自 2005 年后迅速拉升。2002 年，湖南公立医院的床位资源总量仅为 93 061 张，但截止 2011 年底，公立医院床位资源总量已达到 167 642 张，年均增长速度水平与国内的 8％持平，但与国内每万人口医院床位数平均数 30 张来计算，湖南省公立医院床位总量资源还略显不足。如果把这一增长速度与省内居民对公立医院或非营利性医院床位资源需求的增长速度相比较，则显得过于缓慢。根据对 2002 年和 2011 年湖南省内居民对公立医院病床需求量和公立医院当年拥有的病床量进行推算，结果表明，2002 年约 19 位患者拥有 1 张病床，2011 年则表现为约 29 位患者才能拥有 1 张病床。这一事实充分证明，湖南省公立医院床位的增长速度和增长量还略显不足。除公立医院床位总量不足和增长速度过缓慢外，公立医院床位资源还存在聚集化现象，床位资源分布的地区均衡性还不足（见图 5-10 和图 5-11），单体公立医院床位规模扩张的盲目性特征亦较为明显（见图 5-12）：

图 5-10 显示，无论在哪一时间点，公立医院床位资源拥有量最多的地区是长沙市，拥有量最小的地区是张家界市，其后依次是湘西自治州和益阳市。至 2011 年底，床位资源拥有量最大地区和最小地区间的差距达到了 8 倍。；从近 10 年间的增长速度看，最快的地区是张家界市，年均增长率达 30.1％，其次是常德市、益阳市和怀化市，年均增长率均达到了 11％；增长速度最慢的地区是娄底市和湘潭市，其年均增长率均只有 3％，年均增长

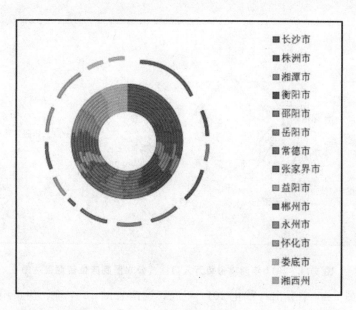

长沙市
株洲市
湘潭市
衡阳市
邵阳市
岳阳市
常德市
张家界市
益阳市
郴州市
永州市
怀化市
娄底市
湘西州

图 5-10 2002 年至 2011 年湖南省公立医院床位资源地区分布图

速度最快与最慢地区间的差距却达到了惊人的 10 倍。对于公立医院床位资源拥有量和增长速度的这种巨大地区差，如果仅从公立医院床位投入与产出的经济效率值来比较，似乎不值得大惊小怪。因为作为湖南的政治、经济、文化发展中心的长沙地区，不仅地区生产总值居全省第 1 位，而且人口密度亦稳居第 1 位（2011 年年末人口 709.07 万，每平方公里多达 600 人），而张家界作为一个以旅游为支柱产业发展起来的地区，不仅地区生产总值位列全省末端，而且其人口总量和人口密度最小（至 2011 年止，张家界市年末常住人口只有 149.01 万，平均每方公里只有 154 人），所以按照公共经济学和市场经济学中地区生产总值在一定程度上决定一个地区的消费水平与地方政府对公立医院的财政投入水平，人口密度在一定程度上影响医院的经销成本和患者的就医意愿与成本之观点，处于社会转型期内的湖南公立医院资源的这布局既能提高公立医院床位的利用率，而且相对于在公立医院床位资源布局上的平均主义而言，可以减少医院床位资源严重浪费。基于此，有人认为公立医院床位资源的这种非均衡布局不但合理而且科学。然而，如果从公立医院床位的可及性和公平性视角加以审视，则地区间的上述差异很难让人接受。据湖南省卫生厅供的数据表明，截止 2011 年底，湖南省医院床位资源在 14 个地、州的具体分布情况见图 5-11：

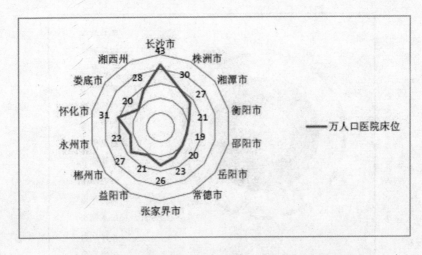

图 5-11　2011 年湖南省每万人口拥有公立医院床位资源雷达图

从图 5-11 中看出，截止 2011 年底，湖南省的 14 个地、州市中，每万人口拥有公立医院床位资源最多的地区是长沙市的 43 张，远远超过国家水平（每万人口医院资源拥有量 30 张），排在其后并达到国内平均水平的地区是怀化市和株洲市，分别为 31 张和 30 张，其他地区则均在 30 张以下，且排在最后的是邵阳市 19 张。排第 1 的长沙市和排第 2 的怀化市相比相差 12 张，与排最末端的邵阳市相比则相差 24 张。此外，据世界卫生统计资料显示，湖南省目前除长沙、怀化、株洲、湘西、湘潭和郴州六地区基本达到或略高于 2009 年世界卫生组织所公布的 195 个会员国的平均水平 27 张外，其他地区均低于世界卫生组织所有会员国的平均水平，即使是全省均值（25张）亦如此，与高收入国家均值（58 张）和中高收入国家均值（39 张）相比，还有很大的差距。[①] 导致上述结果的原因很多，其中造成与世界卫生组织成员国平均值差距的原因固然与国家基本的社会制度有关，但更多的应当是国家对医疗床位资源的投入理念、政策与国家的经济发展水平和各国居民的医疗服务消费观念、收支水平有很重要的关联。例如，株洲市之所能达到国家的均值水平，主要在于其作为我国县级公立医院改革的试点地区，无论是中央财政还是地方财政对其的投入力度，除比长沙市低外，比其他地区均

---

①　World Health Organization. *World health Statistics* 2010，*Geneva：World Health Organization*，2010

要大很多。据实地调研数据表明，2011 年，政府财政对同等规模的茶陵县人民医院（株洲，260 万元）和新化县人民医院（娄底，126 万元）在基本支出一项的投入上就相差近 2 倍。怀化地区（市）虽然年末总人口不多（2011 年年末总人口 475.1 万人，位列全省地级市的第 8 位），地区生产总值较少（约 845 亿，位居全省地级市倒数第 4 位），但因其地处边远山区，区域面积 2.76 万平方公里（位居湖南各地市级首位），从考虑方便当地居民的求医问诊出发，对其配置更多的医院床位资源并投资建立省内为数不多的、具有 1200 张以上床位的单体医院（怀化市第一人民医院）似乎亦理所当然。

　　然而，问题的关键并不在于该地区是否拥有全省各地级市公立医院床位资源的多少，而是在于在该地区设置 1200 张床位的单体医院是否能产生正效应（即规模的正外部效应），或者说能不能使这类大型医院发挥其应具有的社会功能？对该问题的回答，尽管国内外已有诸多学者对此展开过研究（如匡莉认为，省级医院超过 700 床位有规模经济[1]，县级医院在 199 床以下和 600 床以上有规模经济，200－300 床规模不经验[2]。国外的 Polyzos 则认为，区级医院及综合医院床位数在 250－400 张、地区医院及教学医院床位数为 400 左右时医院效率高[3]。但是，大多数学者对医院规模的考察主要是经济效率入手，从医院应承担的社会功能（效能）入手的比较少，因此，有关该问题的回答还有待于后一章深入探讨。但在分析前，首先要了解一下当前湖南省各地区的单位医院规模发展情况。据我们对湖南 14 个地区抽样调查的 35 家三级医院和二级医院进行统计分析发现（见图 5-12），2007 年始至 2011 年止，市属级以上的三级综合性公立医院（说明：因样本医院不存在县属级三级公立医院，所以没有数据表明，同时，不包括 3 家大型部属医院）的床位均超过 1000 张以上，其中规模最大的是岳阳市第一人民医院，编制床位 1529 张，实有床位 1630 张。其中增长速度最快的也是岳阳市第一

　　[1]　匡莉等：《应用适存分析法测量县级性医院最优规模》，《卫生经济研究》2008（8）：27－30.

　　[2]　赵忠：《公立医院的相对效率、规模效应和范围效率》，《健康、医疗服务与传染病的经济学分析》，北京：北京大学生出版社，2007.9：107－122

　　[3]　Polyzos N M. Striving towards efficiency in the Greek hospitals by reviewing case mix classifications，Health Policy，2002，61（3）：305—328

人民医院，5 年时间增长了 133％（其中仅 2010 年至 2011 年就增长了 52％）；增长速度最慢的医院是湘潭市中心医院，5 年时间仅增长了 22％。床位规模较小，但增长速度最快的是永州市中医医院，尽管其 2011 年的编制床位只有 620 张，但实有床位已扩张至 800 张，5 年时间增长了 214％，即使按年均增长速度也达到了惊人的 45％。床位规模最小（编制和实有床位均为 655 张），但增长速度较快的中医医院是邵阳市中医医院，5 年间增长了 187％，年均增长率亦达到了 37％。导致这种结果的原因很多，但据我们对 2007 年前没有晋级到三级医院的样本医院院长（包括副院长）、部分中层干部和职工进行调查的结果看，认为有必要对本院进行升级的比率分别达到了 100％、100％和 98.6％；认为扩大床位规模给医院带来什么好处的开放式问题回答中，有 89.7％的人认为可以获得到更多的财政投入，有 94.2％的人认为可以争取到更多的病源来增加医院收入，只有 13.5％的人认为即使晋级了也不一定能带给其个人更多的福利。

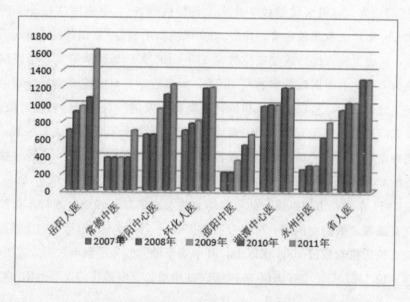

图 5-12　2007 年至 2011 年湖南省、市（州）属单体三级

公立医院床位规模发展柱状图

在所调查的县属级公立医院和市属级专科医院中（见图 5-13），医院床位规模最大的是安化县人民医院，截至 2011 年底，其床位资源拥有量达到了 800 张，其次是祁阳县人民医院、邵阳市精神病院和溆浦县中医医院，其床位资源拥有量分别为 730 张、640 张和 537 张（说明：如果仅床位规模看，该 4 家医院均已达到国家三级医院的标准，但由于大部分医院在医院人力、医院科室设置和医疗设施等方面没有达到三级医院的评审标准而仍然停留在二级医院的甲等级别上，但该问题不属于该部分探讨的重点，所以不作区别性描述）。其中 5 年间增长速度最快的医院是安化县人民医院，年均增长率达到了 29.2%，其次是邵阳市精神病院和祁阳县人民医院，其年均增长率分别达到了 27.8% 和 23%，在 501 张床位以下的医院中，除新化县人民医院的床位没有变化外，其他几所医院的床位均有不同程度的增长，其中衡阳市第一精神病院和冷水江市中医医院的年均增长率也达到 19.8%。县属级公立医院作为三级医疗防护网络的底层网络，其本应提供更多的基本医疗服务产品，但是，从全省当前各县属医院（单体）的床位拥有量及服务需求量上看，则呈现大部分医院"无锅下米"，小部分医院"担锅找米"之怪状。

根据原卫生部于 2012 年 3 月发布的《"十二五"期间深化医药卫生体制改革规划暨实施方案》中的有关指示精神——一个县建立一所 500 张床位以上的县属医院标准，这对于湖南省当前的公立医院床位资源有限且分布的均衡性不足现状来说，既是一个严峻挑战，同时也是一个极好机遇。但如何抓住这一机遇，对于湖南省来说还重任道远。我们通过现有数据，利用灰色动态预测模型 GM（1，1）对湖南省 2011 年－2015 年的床位规模总量进行预测，结果表明，湖南省各年所需的床位总量规模将分别达到 247 287 张、267 428 张、2 896 132 张、313 076 张和 338 869 张。把预测结果与 2011 年公立医院（占医院总床量的 94%）的实际总床量 245 671 张进行比照，其误差率不到 0.07%，由此可见预测结果的信度比较高。

通过前文对不同类型与不同级别医院的规模效率分析结果，再对照各医院的实有床位规模获知，三级综合中，超出 1 200 张床位的地市级及县市级医院，其规模效率开始下降，750－1 000 张床位的医院，大多处于规模报酬不变状态（见表 5-21）。二级综合性医院中，超出 500 张（尽管其床位规模已具三级医院标准，但有些医院因各种原因没有被卫生行政部门认定为三级医院）床位的 3 家医院中有 2 家医院（ZG13 和 ZG18）处于规模递减状态，1 家医院（ZG12）保持不变状态；300－499 张床位规模的二级综合医院，其规模报酬则大多数保持不变之状态，300 张床位（不包括 300 张床

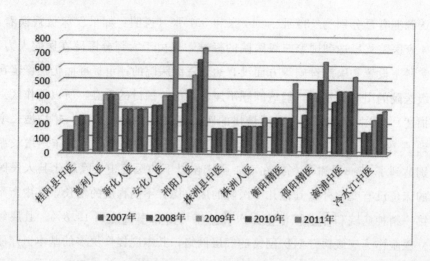

图 5-13　湖南省近 5 年县属公立医院床位规模发展柱状图

位）规模以下的二级综合医院，除 1 家边远山区医院（ZG4）规模报酬递减外，其他医院（如 ZG14 和 ZG19）均呈递增（见表 5-22）。在二级专科医院中，只有 2 家医院（JG2、JG5）小于 150 张床位规模的医院规模报酬呈递增，1 家 150 张床位规模的医院可能由于管理原因或服务质量与技术原因而处于规模报酬递减，其他 6 家医院（100－500 张床位规模）的模报酬保持不变。

表 5-21　湖南省三级综合性公立医院床位规模报酬即适宜床位规模表

规模报酬	床位规模		
	1200 张以上	800－1200 张	500－749 张
递增	—	—	—
不变	—	ZG1、ZG5、ZG6、ZG10、ZG16	—
减	ZG2、ZG11、ZG17	—	—

表 5-22　湖南省二级综合性公立医院床位规模报酬即适宜床位规模表

规模报酬	床位规模		
	500 张以上	300－500 张	300 张以下
递增	—	—	ZG8、ZG9、ZG14、ZG19
不变	ZG12	ZG3、ZG7、ZG15	—
递减	ZG13、ZG18	—	ZG4

　　由表 5-21 和表 5-22 不难看出，三级医院规模保持在 800－1 200 之间，规模有效，超过 1 200 以上床位，其规模效率就开始下降。二级综合性医院的适宜规模宜保持在 300－500 张床位，超过 500 张床位其规模效率就开始向下走，300 张以下床位规模的医院，通常有扩张的需要。另外，从前述二级专科医院的规模效率值判断，专科医院的适宜规模宜保持在 200－500 张床位之间。

第六章 新医改背景下公立医院
财政补偿机制研究

一、湖南省公立医院财政补偿现状分析

据《湖南省统计年鉴（2003－2012）》表明，2002 年至 2011 年，湖南省 GDP 平均每年增长 37.4%左右，财政收入年均每年增长 64.3%左右，财政支出年均增长 42.2%左右。在财政支出中，政府对医疗卫生机构的财政投入尤为突出，2002 年，政府对医疗卫生的财政支出仅为 147 068 万元，但在 2011 年，政府为之支出了 2 567 598 万元，年均增长了 164.6%。尽管 2011 年湖南省对医疗卫生的财政投入占到了财政总支出的 9.23%，高出了国家同时期的平均水平 9.05%[①]，但从前文的分析来看，域内人群的就医看病问题仍然没有得到有效缓解，人们对医疗服务的需求反而如同经济增长一样迅猛（前文已述）。导致这种现状的原因很多，其中被人们认为最核心的问题是政府对公立医院的财政投入严重不足，以及"以药养医"的补偿机制。在一般人看来，如果政府能投入足够的财政资金帮助公立医院发展，那么，公立医院就能自然保持其公益性本质，同时也能生产和提供更多的医疗服务产品来满足域内人群对医疗服务的需求。诚然，我国政府当前对医疗卫生的财政投入确实比西方发达国家或地区要低几个百分点甚至十几个百分点，但是，这并不意味着那些国家的医疗卫生服务就已经满足了其国民的医疗服务需求，反倒是随着社会的发展其所面临的压力更大。这种压力具体表

---

① 卫生部：《2011 年中国卫生统计年鉴》，北京：人民卫生出版社，2012

现在政府财政为之所承负的袍袱越来越重，有个别国家甚至面临着整个医疗服务体系崩溃的危机。基于此，我们认为，政府对医院的财政投入量，并不是最核心的原因[①]，最核心的原因是如何利用政府的财政投入资金产出更多优质的医疗服务产品。前文对公立医院的效率分析也证实了当前我国公立医院不仅没有很好的利用这些有限的医疗服务资源，反而造成了巨大浪费。当然，话得说回来，尽管政府对医院的财政投入还谈不上是医院运作低效和公益性本质流失的根本原因，但是作为一个十分重要的原因却赫然在列。为证实该观点，本研究抽样调查了湖南省 29 家县级以上公立医院近 5 年来政府对其的财政补偿（投入）情况，以及医院的经济运行情况。调查结果分析如下。

（一）政府对公立医院的直接财政补助明显不足

2007 年至 2011 年，湖南省对 29 家样本医院 5 年的直接财政总补助达到了 65 189 万元，年均补助约 13 037.8 万元，每家医院的年均财政补助亦达到了 449.57 万元。尽管政府对医院直接财政补助接近 7 个亿（加上上级补助收入约 2 019 万元），但是从其占医院总支的比例看，却明显不足（见图 6-1）。

图 6-1 显示，在 29 家样本医院中，除 X16、X19、X22、X23、X27 和 X29 的财政直补总收入比例超过医院总支出的 10% 以外，其他 24 家医院的财政直补总收入占医院总支出比例最高者亦只有 8% 左右，最低者则只有 1% 左右。这一数据充分说明政府对医院财政投入明显不足。当政府财政投入不足以弥补公立医院生产和提供公益性医疗服务产品所产生的正常损耗之时，其势必为降低成本而缩减公益性医疗服务产品的数量或采取其他措施来弥补这种正常损耗。对此，早在公立医院市场化改革之初，我们的政府就已经注意到这个必然存在的矛盾，为化解这个必然矛盾，政府在医改制度的项层设计时就设计出了"以药养医"的补偿机制（即在不改变医疗服务性价格的基础，允许医院在药品采购价的基础上加价 15% 销售，以此弥补医院正

[①] 计划经济时期，我国在医疗服务资源十分短缺的情况下（政府对医院的投入亦很少），却基本上解决了当时人口最多地区人群的基本医疗服务需求，并为此被世界卫生组织所称赞和推广就已充分说明，政府对医院的财政投入量的多少，并不是当前国人看不病、不敢看病和医院效率低下的根源。

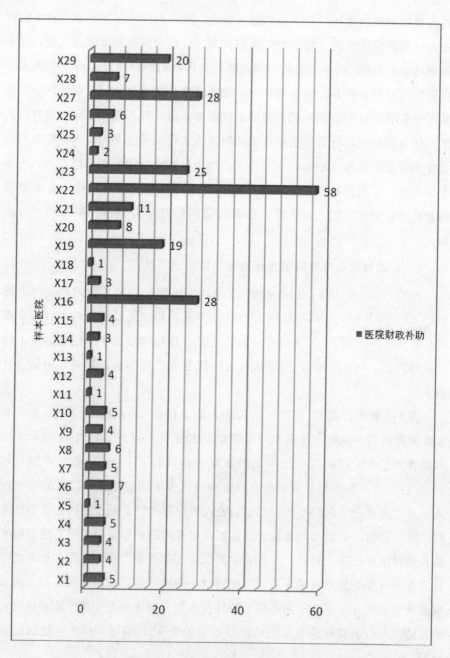

图 6-1　2007 年至 2011 年样本医院财政总收入医院总支出比例图

（数据来源：根据湖南省卫生厅、湖南省卫生经济与信息学会、实地调查）

常运转资金和因承履公共医疗服务责任而产生的耗损）。如果把这种政策性补助①也算作政府对公立医院的财政补助（事实亦如此，否则按目前政府对公立医院上述财政补助力度，医院就只能倒闭），那么，湖南省对上述29家医院的财政总补偿就达到了其总支出的10.86%。其中政府财政直补67 208万元（占4.3%），药品收入105 091.8万元（6.53%）。尽管样本医院的财政补助水平高出了全国的平均水平9.05%，也高出湖南省的平均水平9.23%，但仍然不足以弥补其正常耗损。据统计，目前，29家样本医院的总负债率达到了64.41%，其中，长期负责率竟达到了23.85%。样本医院之所以会出现这种财务状况，除了医院自身原因外，与政府财政投入不足亦有很重要关联。

（二）政府对公立医院的财政补助结构不合理

除政府对公立医院财政投入总量不足是造成当前国民求医看病难的重要原因之外，政府对公立医院的补助结构不合理是又一重要原因。据我们对样本医院的调查结果分析，这种不合理性主要表现在对同类地区、同类规模、同类级别医院的财政补偿不合理和对医院支出结构的补助不合理。

为有效比较政府对同类地区、同类规模、同类等级医院财政补偿的不合理性，我们把样本医院所处地区5年的GDP、人口总量、人口密度等的均值作为同类地区的聚类指标，通过DPS9.50软件系统对之进行聚类分析，结果表明，样本医院所处的14个地、州市可以聚类成四大类：即长沙和怀化为一类和二类地区，株洲、湘潭、益阳、张家界、娄底、湘西为三类；衡阳、邵阳、永州、常德、郴州和岳阳为四类。根据地区的这种分类，再按床位规模和国级对医院的评定等级进行地区归类，结果举例（只一对一比较，其他比较可同理类推）如下表6-1：

---

① 政策性补助是不是财政补助的问题，学界和实践界一直存在争论，争论的焦点在于政府实际上没有从财政中支出这笔钱，如药品的加成价，都是患者买单，因此有些学者认为，药品加成价所产生的收益，不能算作政府的财政补助，但在笔者看来，药品加成价所产生的收益，完全可以把其视为公共财政支出。之所以这样认为，我们的逻辑是，如果政府不允许医院对药品加成，那么医院就不可能有这一笔收入，当医院因此而普遍不能生存与发展之时，政府势必成为埋单者，政府成为埋单者，就会给公共财政带来沉重压力的同时，而且在支付的形式和内涵上均表现为有失公平，政策允许医院实行药品加成，实际上就把本应由国家向所有人以征税的方式获取的这笔资金转借给了需求者，这样的结果是，至少在形式上保证医疗服务的公平性。因此，我们认为政策性收入应计入政府财政补助范围。

表 6-1 政府对同类地区不同等级不同规模医院的财政投入差异表

	同类地区三级医院 （1 200 张床以上规模）		同类地区三级医院 （500—1 200 张床规模）		同类地区二级医院 （200—499 张床规模）	
	甲	乙	甲	乙	甲	乙
总支出	108 112	158 425.6	50 663.79	228 182.9	36 791	41 891
财政投入（万元）	5 893	2 289	2 265.08	3 299.9	2 125	1 574
政策性药品收入（万元）	8 288.85	11 006.2	3 563.06	9 767.23	2 414.4	2 973.75
占总支出比（%）	13.12%	8.39%	11.5%	5.72%	12.34%	10.86%

注：政策性收益视为政府对医院财政补偿。

表 6-1 表明，同类地区同类型同等级医院的政府财政投入差异十分明显。造成该差异的原因很多，其中最主要原因不外乎两个：一是医院的本身的营利能力。营利能力包括医院内部管理、对外关系、医疗服务质量水平和态度等，其中医疗服务质量水平，是医院的核心竞争力之一。医疗服务作为一种较为特殊的商品，人们最关心的是如何把病根治，至于医院环境，医疗服务价格，医院文化尽管也很重要，但对于患者来说，能够使其康复的医院，即使在某些方面还有差距，其也能够忍受。当然，这样说并不意味着其他因素可以忽略，在现代社会，以人为本才是医院占有更大市场份额的根本。二是地区的经济发展水平不平衡。尽管我们把岳阳、衡阳和邵阳等地区划为同一类地区，但事实上几个地区的地区生产总值，人均收入水平和人均消费水平有着很大的差距，因此，医院运营的结果尤其是反映在经济效益上的结果有差异也很正常。但如果是因政府在财政补助上给医院造成了低绩效或低效应，那么，政府就值得深思现有投入水平、投入方式是否是科学合理。如表 6-1 中有一规律就值得政府去反思当前的投入模式和投入结构。这一规律即凡获财政直接补偿少的医院，其在药品收益上普遍高于财政补偿获得更多的医院。对此，也许有人认为很正常，其逻辑是，政府投入少并给医院造成生存压力，对医院来说未偿不是好事，因为其可以在一定激励医院主动走向市场要效益。但是，也有诸多观点则正好相反。在他们看来，给医院"断奶"迫使医院走向赢利化，而赢利化同最终会导致公立医院的公益本质流失。

此外，从财政补助占公立医院支出的各项比例看，同样存在着不合理。在所调查的的 29 家医院中，2007 年至 2011 年，财政补助占医院业务总收入的比例十分低，具体表现在：医院财政补助仅占医院总支出的 3.2%，其中，占人员支出的 8.56%，占医院建设发展投入的 14.6%。为确保医院可持续发展，各医院只能自筹资金，但自筹资金不但增加了医院的融资难度，同时也造成公立医院无法承履其应承担的社会功能，因此，在政府财力有限之条件下，如何提高医院财政补偿资金的利用率，以及如何吸引民营资本进驻公立医院，以此发挥公立医院的社会功能，就成为当前探讨的重要课题。

二、公平与平等视阈下的公立医院财政投入新理念

在我国，公立医院被释义为由政府举办的、纳入财政预算管理的医院，亦称为国营医院、国立医院。建国以来，公立医院作为我国医疗服务体系的主体，在解决国民的基本医疗需求和缓解人民群众看病就医难上发挥了十分重要的作用，但是其在发展过程中所暴露的问题也十分明显，其中，就公立医院财政投入理念——公平优先还是平等优先，甚或是两者等同的争论，人们至今没有达成共识，从而人为地为我国公立医院的可持续发展和公立医院医疗服务的可及性与公平性最大化目标实现造成诸多阻力。究其因，主要在于人们很少（似乎很难）对"公平"和"平等"二词加以严格区分，从而使人们对二者的认识（具体体现在对二者与效率关系的认识上）处于似是而非的感性层面。因此，有必要从哲学上释义二者的本质内涵，并在此基础上厘清公立医院的不同财政投入理念与财政投入效率的关系，这不仅能帮助人们对"公平"和"平等"的认识从感性认识上升到理性认识层面，确定公立医院财政投入新理念，而且可以帮助公立医院实现可持续发展，有效缓解人民的"看病难、看病贵"之难题，同时，还可以为增强民族凝聚力提供道义基础。

（一）公平与平等的哲学本质及其与效率的关系

简单的直觉便可知晓，公平和平等是两个不同的概念。但人们很少（也很难）对二者加以严格区分，从而对公平、平等以及它们与效率之间的关系的认识处于似是而非的感性层面。因此有必要对二者的本质及其与效率的关系加以厘清。

1. 公平的哲学本质、内在的评价尺度及其与效率之间的关系

恩格斯指出，人们说某种分配关系公平时，"始终只是现存经济关系的或者反映其保守方面、或者反映其革命方面的观念化的神圣化的表现"①，道出了公平的哲学本质。换言之，公平的客观所指是具体的经济关系。

虽然任何经济关系相对于生产力发展要求都是保守和革命两方面的矛盾统一体，但当这种经济关系已完全不能容纳生产力发展时，对这种经济关系的神圣化已毫无现实意义，即这种公平主张不可能长期成为社会公平的普适标准，最终必然随着生产关系的变革而调整。马克思正是根据这一点断言资本主义分配方式是在"'现今'的生产方式基础上唯一的'公平的'"② 分配。历史实践证明，任何社会的公平评价尺度总是由先进生产力和生产关系的代表建构的。因此，从长远角度和历史必然性来看，公平的评价尺度最终取决于生产力发展的客观要求。

效率一般被定义为投入产出比，实质上是对生产能力的测定，换言之，是对人们征服和改造自然能力亦即生产力的观念化。而公平本质是对生产关系的观念化。因此可以说，公平与效率的矛盾实质上是社会基本矛盾——生产关系与生产力之间的矛盾在人头脑中的反映。矛盾作为一个统一体，一方的存在以另一方的存在为前提。如同不能在生产力和生产关系之间分清轻重一样，我们不能在效率和公平之间划清轻重，不存在"优先"和"兼顾"的哲学依据，二者在本质上要求统一，轻视其中任何一面的结果只会是一损俱损。

从公平内在的评价尺度来讲，正确理解的公平是以效率为前提的，阻碍生产力发展、破坏效率的公平不成其为公平。与此同时，生产力是处在一定生产关系当中、以这种关系为前提和基础而不是外在于它的东西。因而正确理解的效率以公平为前提和基础，不存在外在于公平的效率。所以，基于正确理解的公平和效率可以且必须达到高度的统一。

2. 平等及其与效率之间的矛盾

无差别的平等社会是人类至今一直向往和孜孜以求的理想目标。回顾历

① 《马克思恩格斯选集》第二版第 3 卷．北京：人民出版社，1995：385－366
② 《马克思恩格斯选集》第二版第 3 卷．北京：人民出版社，1995：385－366

史，人类在追求平等的过程中闪现出一些璀璨动人的思想，这些思想激励着无数的人为之奋斗不已，但这些更多地表现为一种道德、宗教上的精神追求和幻想。正如卡利尼克斯在其《平等》中所言："'按照这一平等自由主张来制定制度的现实条件，与这一要求夸大的普遍适用性之间，永远会有一种紧张的状况。'这种紧张状况，使这一观念内在地打上了颠覆性的特征"①。马克思主义一直强调，人类社会真正的平等是以无差别劳动为前提的，"任何超出这个范围的平等要求，都必然要流于荒谬。"② 正因如此，历史与事实总是不能如人们所愿：几千年来中国农民奋力疾呼"等贵贱、均贫富"，为求证"王侯将相，宁有种乎"付出了惨重的牺牲；作为西方民主理论基石的"人人生而平等"至今尚停留在《独立宣言》和马丁路德金的梦想中；"世界进入 21 世纪，充斥着贫穷与不平等，这是再富想象力的前人也无法想象到的"。时至今天，人类对平等的追求似乎变得冷静理智和务实起来，认为真正的平等是不现实的，从而炮制出人身平等、机会平等、契约平等一系列概念。在这种虚幻的平等中虽然"已经不再正式讲什么财产差别了"，但"财富是间接地但也是更可靠地运用它的权力的"③。换言之，在政治平等的外衣的掩护下，财富上的不平等比以往任何时候更具合法性，更容易让人理解和接受："在一个机会平等的社会中，不平等的收入是公平的，因为成功是因努力而获得的，成功属于那些有权获得的人们的。"④ 总之，在物质的相对匮乏的时代，平等只能是一种幻想，至今人们能够隐约地感觉到的平等尚停留在他们的政治天国中、而不是在现实中，令人感到失望和沮丧。⑤

人们普遍认为，平等与效率二者非此即彼地相互排斥，不可兼得。"我们不能同时既烤出生产效率的烧饼又平等分享它。""为了效率就要牺牲某些平等，并且为了平等就要牺牲某些效率。"⑥ 之所以水火不容，根源就在于效率是与生产力相联系的、是对生产力这一客观实在的定量测定，而平等在很大程度上是一种不切实际的幻想，二者在实践中相互排斥当属预料之中。

---

① ［美］亚历克斯·卡利尼克斯：《平等》，徐朝友译．江苏人民出版社，2003
② 《马克思恩格斯选集》第二版第 3 卷．北京：人民出版社，1995：412－414
③ 《马克思恩格斯选集》第二版第 4 卷．北京：人民出版社，1995
④ Kymlicka. *Justice in Political Philosophy：An Introduction. Clarendon Press Oxford*，1990
⑤ ［美］亚历克斯·卡利尼克斯著：《平等》，徐朝友译，南京：江苏人民出版社，2003
⑥ 阿瑟·奥肯：《平等与效率》，王奔州等译，北京：华夏出版社，1999

虽然公平与效率之间也存在矛盾，但与平等和效率之间的矛盾有本质的区别：前者是对事物本身的内部矛盾的反映，解决这一矛盾的途径是二者达到统一；后者是主观价值与客观事物的发展态势、结果在人们头脑中造成的矛盾，本质上是价值与事实、理想与现实之间的背离，解决这一矛盾的途径和方法是使主观达之客观。但平等在很大程度上是一种不切实际的幻想，换言之，主观可能无法达之客观，因而解决矛盾的办法只能是牺牲一方：以价值来裁剪、扭曲或损害事实，或任凭事实无情地摧残价值理想，亦即为了效率就要牺牲平等，为了平等就要牺牲效率。例如，计划经济条件下，不患寡而患不均，最终陷入共同落后，共同贫穷；而在市场经济条件下，效率提高了，人民生活也富裕了，但收入不平等现象日益突出。导致这种现状，固然与不完善的市场体制有关，但不容忽视的是经济运行的客观规律不以人的意志而转移。邓小平多次谈到要避免两极分化，一再强调"社会主义与资本主义不同的特点就是共同富裕，不搞两极分化"[①]。"共同致富，我们从改革一开始就开始讲，将来总有一天成为中心课题。"[②] 这种忧心忡忡的心情决不是无的放矢和杞人忧天，而是对"平等和效率难以兼得"的远见卓识。

（二）我国公立医院财政投入理念变迁及其影响

建国以来，公平和平等虽然一直作为我国公立医院财政投入的两种基本理念，但是，在社会发展的两个不同历史时期，由于人们对"公平"和"平等"的释义不同（主要体现在二者与效率的关系上），政府对公立医院的财政投入理念及其产生的效应亦不相同。具体体现在：

1. 计划经济时期政府对公立医院财政投入理念及其影响（1949－1978）

新中国建立至改革开放前的三十年，由于我国医疗资源贫乏、群众贫病交加的国情，国家在全国范围内投资建立了以公立医院为核心的医疗服务体系，并就公立医院的财政投入问题制定了一系列的政策。如 1955 年卫生部、财政部发布的《关于改进医疗财务管理的联合通知》（简称《联合通知》）和 1960 年卫生部、财政部发布的《关于医院工作人员的工资全部由国家预算开支的通知》（简称《预算通知》）、以及一些相关的地方性政策等。从对这

---

① 《邓小平文选》第 3 卷．北京：人民出版社，1993
② ［美］阿瑟·奥肯：《平等与效率》，王奔州等译，北京：华夏出版社，1999

些政策性文件解读不难得知，公平和平等是政府对公立医院财政投入的基础理念。但需要指出的是，由于人们在该时期对公平和平等的认识还停留于似是而非的感性层面（主要表现在二者与效率的关系上），再加上受国家卫生工作方针把公立医院的性质定义为"社会福利事业"的影响，因此，在该时期内，公平和平等作为医院财政投入的理念常常被等同视之。也就是说，当二者作为医院财政投入的同一理念时，二者与其投入效率间的关系似乎均是一种辩证统一关系，不存在谁先谁后。尽管在该理念下建立的医院财政投入机制，于特定历史时期，提高了我国短缺医疗资源的利用率，解决了国民的基本医疗服务需求，实现了公立医院服务的相对公平性，但随着社会经济的发展和人们生活水平的提高，以及我国疾病谱的变化（即客观条件变化），政府的这种财政投入机制，则因医院服务效率低下而无法为人民提供质高、量足的医疗服务产品。换言之，即医院财政投入理念与财政投入效率（注：医院服务效率间接反映医院财政投入效率）间的关系已由开始的统一关系逐步向背离关系发展。如《联合通知》和《预算通知》等文件中所提出的统收统支财务管理办法和医院收入全部纳入政府预算、财政按医院实际收支差额拨款补助等方面的规定，虽然较好地保证了各地区公立医院及域内居民享有同等的医疗服务资源或医疗服务，但这些充斥"泛平均主义"①思想的财政投入政策以及相关办法措施，却因对医院控制过死而抑制了医院的积极性，从而在间接上造成了医疗财政投入效率的低下。因此，如何提高政府对公立医院财政投入效率，并保障国民公平享有公立医院的医疗服务，就成为改革开放初始阶段政府急需解决的重要问题。

2. 改革开放早中期的公立医院财政投入理念及其影响（1978—）

1978 年，党的十一届三中全会不仅拉开了社会主义改革开放的序幕，而且标志着我国从此进入了一个新历史时期——社会主义市场经济时期，同时，也标志着我国公立医院改革就此拉开了大幕。该时期内，我国政府就公立医院财政投入（补偿）问题制定了一系列的政策。纵观这些政策不难发现，公平和平等虽然仍是政府建立公立医院财政投入机制时所坚持的理念，

---

① 刘飞跃：《政府、市场与社会关系视阈下的我国政策文化特征》，《中国行政管理》2008，12：39.

二者与效率间的关系（即地位排序）则发生了明显的改变——开始逐渐向"效率优先"倾斜，同时，公立医院的性质亦由原先的"社会福利事业"转变为"社会公益性事业"。这里需要指出的是，在该时期内，平等似乎已被忽略，所以，在确定公立医院财政投入机制时有了"效率优先，兼顾公平"的理念。如1979年国家劳动总局、财政部和卫生部颁发的《关于加强医院经济管理试点工作的意见》提出的"国家对医院的经费补助实行'全额管理、定额补助、结余留用'制度"、1989年国务院批转给卫生部《关于卫生工作若干政策问题的报告》提出的"国家对医疗卫生事业单位的经费补助，除大修理、大型设备购置及离退休人员经费外，实行定额包干，医疗服务收费可根据不同的设施条件、医技水平拉开档次，利用新技术、新设备开展的医疗服务项目，实行按成本收费"、1992年国务院在下发《关于深化卫生改革的几点意见》中提出"拓宽卫生筹资渠道，扩大医院自主权，举办医疗延伸服务的工副业或其它产业，以工助医，以副补主"的"放权让利"改革政策、1997年国务院发布的《中共中央、国务院关于卫生改革与发展的决定》中明确提出的"我国卫生事业是政府实行一定福利政策的社会公益事业"和"医疗机构的经常性支出通过提供服务取得部分补偿，政府根据医疗机构的不同情况及其承担的任务，对人员经费给予一定比例补助，对重占学科发展给予必要补助"、2000年财政部和卫生部等部门下发的《关于印发"关于卫生事业补助政策的意见"的通知》提出"非营利性医院以定项补助为主，由同级财政安排"、2009年国务院颁发的《中共中央国务院关于深化医药卫生体制改革的意见》和《关于医药卫生体制改革近期重点实施方案（2009－2011）》中提出的"推进公立医院补偿机制改革，加大政府投入，完善公立医院经济补偿政策，逐步解决'以药补医'问题"和"在三年内（2009－2011）拿出700个亿在每个县建设一所标准的公立医院"、以及2012年颁发《国务院关于印发"十二五"期间深化医药卫生体制改革规划暨实施方案的意见》提出的"破除'以药补医'机制，推进医药分开，逐步取消药品加成政策，将公立医院补偿由服务收费、药品加成收入和财政补助三个渠道改为服务收费和财政补助两个渠道"等政策性措施，充分证明了"效率优先，兼顾公平"是建立公立医院财政投入机制的基本理念。在该理念下建立的公立医院财政投入机制，尽管打破了计划经济时期的"泛平均主义"思想，提高了公立医院的积极性和活力，但是，因其所引发的新的社会问题也越来越复杂和越来越尖锐。其中，市场化所引发的公立医院规模化和聚集化发展趋势，不仅造成了公立医院的公益性流失、服务的可及性和公平性差，而且居民"看病难、看病贵"的问题依然如故，尤其是在一些经济落后的少数民族地区，甚至出现了"贫者基医（基本医疗）无，富者高医（高水平、高质量医疗）难"的"马太效应"。

（三）公平优先、兼顾平等的公立医院财政投入新理念

综上所言，无论在计划经济时期还是社会主义市场经济早期乃至现阶段，公平始终是政府对公立医院财政投入所坚持的理念，但在不同历史时期，因人们对公立医院财政投入理念所强调的侧重面不同而产出了截然不同的效应。计划经济时期，因强调公平的表层含义（即公平等于平等）而导致人民在获取医疗服务产品上呈现出高度同质性——量少质低；市场经济时期，强调"效率优先"和忽略"平等"的结果则加剧了地区间医疗卫生服务资源配置（即财政投入）的不平等（即事实上的不平等），并在一定程度上影响了公立医院服务的可及性和公平性。因此，对公立医院财政投入的现有理念——"效率优先、兼顾公平"进行创新是十分必要的。然而，如何创新？或者说以什么样理念建立公立医院财政投入机制才能最大限度缓解人民"看病难、看病贵"和"因病致贫、因病返贫"之难题？对此，仁者见仁，智者见智。根据上文分析，我们认为，坚持"公平优先，兼顾平等"的财政投入理念，建立完善的财政投入机制，是破解上述难题的关键。之所以如此认为，主要基于以下几个理由：

坚持"公平优先"的医院财政投入理念，是公立医院实现可持续发展的内在要求。公立医院的可持续发展，与其先进的生产力与生产关系有着正相关。因此，这里的公平是指正确理解意义上的医院财政投入公平，即对公立医院先进生产关系的正确反映、本质上与医院财政投入效率高度统一、而与财政投入平等没有必然联系的公平。也就是说，对公立医院的财政投入，应根据公立医院的服务能力和居民对医疗服务的需求量与对医疗服务费用的总体支付水平、地域的自然地理环境（交通状况）等来确定财政投入的比例和水平，而不是根据现有医院规模（指床位规模、人力规模等）和医院的支出水平来确定其投入量。需要特别指出的是，对居民对医疗服务产品需求量，

是针对基本医疗服务产品需求量而言，它不包括国家规定的基本医疗服务产品以外的其他任何医疗服务产品（即特殊医疗服务产品）。唯有如此，才能使公立医院的先进生产关系得以正确反映——公立医院生产和提供的医疗服务产品既符合公益性质，又能基本满足广大居民对基本医疗服务产品的需求。否则，公立医院的生产关系就有可能遭到破坏，公立医院服务的可及性范围亦势必随之缩小。也就是说，公立医院服务的对象就有可能把贫困人群或大多数不富裕人群排除在外。如一些医院为追逐所谓的高效率和高利润而购置普通大众难以承受其服务价格的超大型医疗设备、建立超规格的高等级病房、打造超豪华的医院环境（主要指医院自然环境，如超豪华办公楼、住院楼和门诊楼）等就是典型例子。改革开放以来，我国公立医院这种有选择性地针对服务对象来提供相应医疗服务产品的行为，从其表面结果看确实利大于弊——高效和高利，但从深层分析不难发现，这种高效或高利背后却隐藏着居民的"血泪史"。换言之，即公立医院的高效和高利，尤其是高利并不全部源自于富裕阶层，而是源自于医院"垄断"所带来的结果。如民族地区居民"一病回到解放前"就是最真实的写照。可见，过分强调财政投入效率的我国公立医院财政投入理念，不仅不能做到医疗服务资源（财政资金）在各公立医院间的公平配置，而且在一定程度上破坏了医院的生产关系，加剧了医疗服务的不公平。因此，把对公立医院财政投入的先前理念——"效率优先、兼顾公平"合并成"公平优先"是十分必要的。

坚持"兼顾平等"的医院财政投入理念，是保证公立医院公益性本质回归、增强人们凝聚力、以及实现公立医院可持续发展的重要张力。众所周知，在物质的相对匮乏的时代，平等虽然只能是一种理想甚或是一种幻想，但是这种理想或幻想却可以成为一种道义力量，其在一定程度上既可约束或规范人们的行为，又可以帮助人们挖掘其潜在的力量。因此，在物质相对匮乏的我国社会转型时期，对公立医院财政投入平等的理解就不能仅从量上来衡量，而是应把其作为一种崇高的理想，或者说向往公立医院财政投入平等是人们的一种美好天性或一种"内在的善"。之所以如此，是因为如果仅从量上来衡量各公立医院的财政投入是平等，或者是居民接受医疗服务的次数、在医疗服务上的经济支出和时间付出等量上的平等，则势必使公立医院服务回到计划经济时期"泛平均主义"、"大锅饭"思潮下的低效率。而把其作为一种"内在的善"，则不仅能帮助政府建立一种科学、合理、公平、公正的公立医院财政投入机制，更为重要的是这种"内在的善"能纠正公立医院的违规行为，促使公立医院的公益性本质回归。同时，这种"内在的善"还在客观上形成了推动公立医院可持续发展、实现医疗服务公平目标、以及增强人们凝聚力的一股新力量。如 2009 年国家新医改方案对医疗服务产品的划分、对农村贫困人口的医疗救助方式和对新农合的财政投入形式（以直接补贴和购买医疗服务产品的形式为主）等，就间接反映了政府没有忽视人们对医疗财政投入平等的诉求。尽管新医改方案还很不完善，尤其是在财政投入机制上的不完善，导致了公立医院财政投入效率的损失（如一些医院虚构病例、病案套取医保金，一些医院违规发放隐性福利以及虚构支出等骗取专项医疗服务经费），但是，从近四年来的医疗改革成效、尤其是对公立医院财政投入改革的成效看，公立医院的公益性本质有了回归的迹象，人们就医看病的难题亦开始有所缓解。由此可见，兼顾对公立医院财政投入的平等理念是十分必要的，它与坚持公立医院财政投入的"公平优先"理念并不矛盾，反而可以帮其化解现实中的某些矛盾，因此"兼顾平等"也是可行的。

三、公立医院财政投入水平及投入机制研究

既然把"公平优先，兼顾平等"作为医院财政投入的新理念，那么，在市场经济条件下，政府亦不必为公立医院的运营亏损全部埋单，而是应根据不同类型、不同等级和不同规模公立医院在承履社会功能过程中所产生的正常损耗或必要开支（如对离退休人员的工资支出以及国家规定给职工的福利待遇等）进行补偿，否则，政府财政对公立医院所做的任何财政投入，均会遭受人们对医院财政投入公平性的质疑。为消除人们对医院财政投入的误解，我国政府在新医改方案及其他相关性政策中明确提出了公立医院财政投入的要求。但是，就目前的情况看，由于人们还不清楚政府对公立医院的财政补偿依据是什么，补偿多少，怎样补偿才能达到所谓的公平，所以，厘清该系列问题对于实现新医改战略目标具有十分重要的意义。

（一）公立医院财政投入的依据及补偿方式简述

公立医院财政补偿的依据，主要是基于人们对基本医疗服务产品的需

求，其他依据因本文在第一章中已有较为详细的阐述，所以，这里不再累述。当前政府对公立医院财政投入的方式主要分为两类，一是专项投入，二是经常性投入。所谓专项投入是指根据公立医院的基建、大型设备的购置、以及政府指定性任务等所进行的专项拨款，实行专款专用的方式。但是，由于在基建、大型设备购置不是每年都需要，国家对公立医院所下达的指定性任务亦是临时性的或短期行为，亦不是每年都有，况且我国有90%以上的公立医院没有接受过政府指定的专门性任务，因此，我国大多数地区对公立医院的专项投入主要用于房屋修缮和大型医疗设备的维护费用。该费用不是很多，且只能用于修缮房屋和维护设备，所以即使违规挪为它用，亦无法弥补医院在运营过程中所产生的损耗，因此，政府对公立医院的投入主要以经常性需求的损耗补助投入为主。政府对公立医院的经常性投入的具体方式，由于地区不同，医院所承履的社会功能不同而有着不同的差异，尽管如此，我们还是能从各种"乱象"中寻找到他们的共同点，归纳起来，不外乎三种形式，一是按核定床位数量进行投入，二是按人头编制进行补偿，三是两种形式混合使用。所谓按核定床位数量进行投入，即是政府按核定的床位数和每床位的投入标准进行核算后的财政投入。该种补偿方式是当前运用最广的财政补偿方式。之所如此，主要在于其相关决策者们认为公立医院床位数量越多，那么其承担的基本医疗服务量也就越多，因此，理应对其进行更多的补偿。然而，这种方式也有一定的缺陷，即这种方式必须有一个系统的监管机制对其进行约束，否则，一些医院就有可能为争取更多的财政资金而盲目扩大医院规模，从而造成医疗资源的严重浪费，并引发新一轮的社会不公。所谓按人头编制进行补偿，即按医院现有在编人力规模和非在编离退休人员的工资、福利等进行补贴，也就是前文中所说的定额补偿。该方法同样存在一定的缺陷，即难以调动医院及其员工的工作积极性，同时，也在一定程度上限制了医院的发展。基于此，我国自20世纪末对医院的财政投入实施"统筹管理，定项或定额补助，超支不补，结余留用"的医院财政补偿政策。该补偿方式其实质就是按床位和按人头补偿方式的结合体。至目前为止，该方式被认为是一种比较理想的医院补偿方式，其既可以控制医院浪费医院服务资源，保证医院财政投入的相对公平，又能激励医院和调动医院职工的工作热情、挖掘出医院和医院员工的创新能力，提高医院的运营效率。基于此，本研究拟对公立医院的财政投入水平进行小样本的实证分析，以期为新医改背景下医院财政投入政策的制定提供相关依据。

（二）公立医院财政投入水平实证分析

1. 研究对象

湖南省二级及以上公立医院未来5年内的财政投入水平。

2. 资料来源

对湖南省14个地区的572家综合性公立医院展开抽样调查。通过设计公立医院数据采集表和各地区相关情况调查表，以湖南省卫生厅名义下发文件至14个市（州）卫生局下辖的样本医院，收集样本医院2007年至2011年财务报表和有关医疗服务的统计数据。样本医院的确定以随机抽样的方法抽取。抽样原则以各县（区）20万以上常住人口、160亿元以下国民经济收入、9000元以上年人均收入、1000元以上人均生活消费水平的区、市、县为抽样单位。拟收集35家二级以上医院的样本资料，最后实收回30家医院资料。根据样本资料的详细程度，剔除有三年以上没有填写财务数据的样本医院3家，有效样本医院总计27家。

3. 方法及测算指标选择

（1）方法简介

①利用时间序列分析法中的二次指数平滑法对样本医院未来5年内的医疗服务收支情况和工作量（即门急诊人次和住院床日）进行预测。二次指数平滑法是建立在一次指数平滑法基础上的一种预测方法。其实质是对将历史数据进行加权平均作为未来时刻的预测结果，具有计算简单、样本要求量较少、适应性较强、结果较稳定的特性。三次指数平滑法则是建立在二次指数平滑法基础之上的一种预测方法，即在二次平滑基础上的再平滑。它是在时间序列数据经二次指数平滑处理后，仍存在曲率时选用的一种方法。需要指出的是，在指数平滑法的计算中，测算结果的精度和信度，主要取没于指数平滑系数 α 的取值大小。由于 α 的取值容易受主观影响，因此，本研究根据试算法确定 α 的值为0.3。

②借助DEA数据包括法（前文已述）中基于松弛的超效率评价模型（Slacksbased Measure of Super－efficiency，Super _ SBM）对公立医院的投入——产出相对效率进行分析，计算出相对效率的平均值并排序、分组，赋

予不同级别医院不同的效率系数。SBM 是 Anderson 和 Petersen 针对前文中提及到的 DEA 中 CCR 模型只能算出有效率和无效率的决策单元而不能对有效率单元无法进行排序而推出的一个新模型。其计算出的参考值不再局限于 0-1 范围内，而是允许效率值超过 1，即可将效率值为 1 的 DMU（决策单元）进行排序比较。

对医院的财政投入研究，尽管以往有很多方法用于推算，如成本——效益模型、生产函数成本法等，但因上述方法在现实中的核算过程复杂，且测算结果还需要剔除不合理成本，因此，最后测算所得出的补偿标准较低，很难为医院接受。而采用相对效率测算同类医院补偿标准的 DEA 分析法，测算方法简单，且在测算过程中主要是基于医院的实际情况，为其他医院提供了现实参考，易于为医院所接受，在顺利推行补偿方式的同时，达到提高医疗机构社会平均效率的目的。[①]

（2）指标选取

根据分类法，公立医院的功能主要包括两大块[②]：一是医疗服务功能，二是社会功能。由于医疗服务功能中包含有公益性医疗服务产品，所以，本研究仅从公立医院所承履的社会功能来探讨政府对医院的财政投入水平（即不包括非公益性医疗服务产品）。根据前述文章对公立医院社会功能的定位和当前国家对公立医院财政补偿项目内容，本研究把医院的医疗服务量——门急诊和住院量作为因变量，把生产和提供公益性医疗服务产品的支出（即所谓的政策性支出）作为自变量，推算出医院财政的所谓政策性亏损补偿额，再加上离退休人员费用和医院基本建设和大型设备购置投入、重点学科建设投入、医院承担的公共卫生任务补助以及政府指定的紧急救治、援外、支农、支边等投入费用，以此推算医院财政补偿的总体水平值。

（3）测算具体过程

第一步，对有效样本医院进分类分级，测算不同级别医院的财政补偿水平。

---

① 王鑫，项莉：《公立医院医疗政策性亏损财政补偿方式研究》，《中国医院管理》2010.30 (6)：6-8
② 代涛等：《公立医院社会功能定位和政府举办职责研究》，《卫生部第十二批招标课题项目结题报告》2010 年

第二步，利用 DPS9.50 数据处理系统中的时间序列趋势分析法，以样本医院近 5 年的收支为基础，对各样本医院未来 5 年的医疗收支进行预测，并利用最近一年住院收入与门急诊收入之比作为支出之比，根据总支出计算出各样本医院的门急诊支出和住院支出，得出门急诊差额和住院差额。这里需要说明的是，这里的收入只涉及医疗服务性收费的所有项目而不包括其他收入，支出则包括除离退休人员工次以外的所有支出（离退休工资单独核算，但计入财政补偿总水平之中）。

第三步，对样本医院未来 5 年的门诊量和实际住院床日数进行预测（两个主要产出指标），具体方法同第二步。

第四步，运用数据包络法的超效率评价模型（Super _ SBM），分别对二级医院和三级医院的投入——产出效率进行分析，得出评价医院相对效率值的平均得分并排序，并根据效率系数测算出医院财政投入的效率值水平，以此观察医院财政投入公平与投入效率之间的耦合情况，进而使医院财政投入公平与投入效率达到高度统一。

第五步，运用预测得出的某一年份的门急诊和住院收支差除以相应年份的门急诊人次和实际住院床日数，得出每门急诊人次和每床日的收支差额。然后再利用该差额乘以与之相对应的效率系数，从而得出医院每门诊人次和每住院床日的理论补偿额。当理论补偿额为大于或等于零，政府不但不需要对其进行财政补偿，而且还应该根据"节余留用"原则，把其结余以奖励的形式留给医院作为医院发展的自用资金。只有当理论补偿额为负数时，财政才有需要对医院进行补偿。

第六步，离退休人员经费的推算，仍然以 27 家医院近 5 年的退休人数为基础，预测 2013 年的退休人数，然后依据国家关于离退休人员的经费标准进行测算。

第七步，医院基本建设和大型设备购置费用、重点学科建设费用、人才培养费用等则根据国家专项建设管理的相关规定进行投入和管理。

第八步，对上述各项支出进行加总，得出所要预测的值，即为当年财政投入理论总额。

（4）测算工具

Excel、DPS9. 05 数据处理系统

(三) 测算过程及结果

1. 样本医院分类分级结果

通过对 27 家样本医院的相关资料进行整理发现，样本医院中有 8 家医院为三级医院，19 家医院为二级医院，19 家综合性医院和 8 家专科医院。其中 8 家三级医院的样本医院编号分别 A1、A2、A3……A8，19 家二级医院的样本编号分别为 B1、B2、B3……B19。19 家综合性医院中有 8 家三级医院（医院编号分别为 A1、A2、A3……A8），12 家二级医院（B1、B2、B3……B12），8 家专科医院均为二级医院（医院编号为：B13、B14……B19）。

2. 各类各级医院 2013 年业务收支情况预测结果

对各样本医院 2007 年－2011 年的业务收入数据进行预分析，然后根据样本医院的收支情况，采取时间序列趋势分析中的二次指数平滑模型和三次指数平滑模型等，对 2013 年业务收支情况进行预测，同时将 2011 年的门诊收入与住院收入之比作为相应的亏损比，推算出门急诊和住院亏损总额，结果如表 6-2：

表 6-2 2013 年湖南省二、三级医院业务收支情况预测（万元）

医院			收支差		
	收入	支出	小计	其中：总诊疗	住院
A1	12 542	11 558	984	414	570
A2	25 853	23 732	2 121	468	1 635
A3	35 615	32 276	3 339	861	2 478
A4	6 120	5 864	256	22	234
A5	53 635	53 408	227	71	156
A6	51 985	52 081	−96	−28	−68
A7	36 071	33 139	2 932	1174	1758
A8	33 665	25 223	8 442	16 875	−8433

医院			收支差		
	收入	支出	小计	其中：总诊疗	住院
B1	3 265	3 599	−334	−61	−273
B2	6 568	7 871	−7 125	−3 272	−3 853
B3	5 388	8 103	−2 715	−1 079	−1 636

B4	3 268	3 486	−218	−71	−147
B5	7 203	7 115	88	55	33
B6	7 975	9 263	−1 288	−511	−777
B7	13 077	11 580	1 497	678	819
B8	10 286	7 486	2 800	255	2 545
B9	7 722	7 722	0	0	0
B10	2 703	3 381	−678	−221	−457
B11	1 931	2 099	−168	−49	−119
B12	696	2 521	−1 825	−731	−1 094
B13	2 518	2 454	64	0.3	63.7
B14	3 091	2 738	353	23	330
B15	544	360	184	277	−93
B16	7 516	7 402	114	13	101
B17	1 198	1 196	2	1.6	0.4
B18	3 787	4 007	−220	−217	−3
B19	1 947	1 451	496	1 136	−640

表 6-2 显示，在 2013 年的 8 家三级医院中，除 A6 的收入小于支出外，其他 7 家医院的收入均大于支出，因此，只需对 A6 进行补偿，其他 7 家医院则无需补偿。二级医院情形则不一样，有 9 家医院有不同程度的亏损，占二级样本医院的 47％，其中亏损最严重的 B2 医院竟达到了 3 272 万元。如果不对其进行必要的财政补偿，那么，该医院在未来的 3－5 年内势必破产，因此，有必要对所有亏损医院进行财政补偿。

3. 各级各类医院每门急诊和每实际住院床日支出情况预测结果

利用样本医院 2007 年－2011 年工作量数据（以门急诊人次数和住院床日数作为基础工作量数据）进行预分析，根据不同医院工作量的增长情况，采用 DPS9. 50 数据处理系统中的趋势预测法（二次指数平滑模型和三次指数平滑模型）对 2013 年各医院的工作量进行预测，同时利用第二步中的门急诊和住院亏损总额，推算出每门急诊人次和每住院床日亏损额见表 6-3：

表 6-3　2013 年各级各类医院工作量及亏损测算结果

医院	门急诊人次（人次）	实占床日（天）	每门急诊人次（元）	每床日（元）
A1	361 144	262 377	11. 46	21. 72

A2	318 303	703 742	14.70	23.23
A3	563 974	602 183	15.27	41.15
A4	92 532	253 731	2.38	9.22
A5	711 247	551 492	1	2.83
A6	1 098 153	574 813	−0.25	−1.18
A7	725 301	497 522	16.18	35.34
A8	894 117	195 135	188.73	784.51
B1	55 142	107 494	−11.06	−25.40
B2	96 937	147 590	−337.54	−261.06
B3	302 347	320 535	−35.69	−51.04
B4	57 724	100 493	−12.30	−14.63
B5	153 568	119 441	3.58	2.76
B6	360 736	224 220	−14.17	−34.65
B7	253 669	358 549	26.73	22.84
B8	288 085	399 741	8.85	63.67
B9	165 733	254 427	0	0
B10	66 520	85 112	−33.22	−53.69
B11	82 256	67 523	−5.96	−17.62
B12	112 511	47 854	−64.97	−228.61
B13	17 853	288 154	0.17	2.21
B14	35 701	423 079	6.44	7.80
B15	60 862	9 366	45.51	−−99.30
B16	261 264	122 530	0.50	8.24
B17	513 82	52 034	0.31	0.08
B18	170 977	47 414	−12.69	−0.63
B19	69 313	17 164	163.89	−372.87

4. 各级各类医院的 DEA 得分及其排序结果

根据文献法分析法，确定样本医院的 DEA 评价指标包括产出指标 2 个，分别是门急诊人次和住院实占床日数；投入指标包括 3 个，分别是在岗职工总数、总支出和实开床位数。运用 DPS9.50 数据系统中的 DEA 超效率模型分别对样本医院 2007 年至 2011 年的效率进 DEA 分析，并按照从小到大的顺序排列，结果见表 6-4、6-5 和 6-6：

表 6-4　2007 年至 2012 年湖南省三级综合医院超效率模型的 DEA 得分结果

医院	效率值	排名
A2	2.121 988	1
A3	0.920 584	2
A1	0.850 468	3
A8	0.845 468	4
A5	0.779 264	5
A4	0.705 328	6
A6	0.611 592	7
A7	0.507 104	8

表 6-5　2007 年至 2012 年湖南省二级综合医院超效率模型的 DEA 得分结果

医院	效率值	排名
B3	1.371 9	1
B6	1.341 5	2
B9	0.694 7	3
B7	0.515 4	4
B1	0.364 8	5
B5	0.281 9	6
B8	0.246 3	7
B11	0.217 1	8
B2	0.214 0	9
B4	0.164 1	10
B10	0.109 4	11

表 6-6　2007 年至 2012 年湖南省专科医院超效率模型的 DEA 得分结果

医院	效率值	排名
B13	1.045 6	1
B15	1.021 6	2
B19	0.695 2	3
B14	0.650 2	4
B16	0.338 4	5
B17	0.555 0	6
B18	0.186 9	7
B12	0.254 2	8

5. 各级各类医院每门诊人次和实际每床日亏损补偿测算结果

根据"理论补偿额＝亏损额×效率系数值"公式，各级各类医院每门诊人次和实际每床日亏损补偿测算结果如表 6-7：

表 6-7　2013 年湖南省各级各类医院理论补偿测算结果

医院	每门急诊人次（元）	门急诊人次（人次）	实际每住院床日（元）	实际住院床日（天）	医院效率值（%）	总额（万元）
三级综医						
A8	188.73	894 117	784.51	195 135	0.845 468	27209.87
A6	−0.25	1 098 153	−1.18	574 813	0.611 592	−58.27
A4	2.38	92 532	9.22	253 731	0.705 328	180.54
A1	11.46	361 144	21.72	262 377	0.850 468	836.65
A7	16.18	725 301	35.34	497 522	0.507104	1 486.72
A3	15.27	563 974	41.15	602 183	0.920 584	3 073.99
A5	1	711 247	2.83	551 492	0.779 264	177.05
A2	14.7	318 303	23.23	703 742	2.121 988	4461.9
二级综医						
B3	−35.69	302 347	−51.04	320 535	1.371 92	−3724.88
B6	−14.17	360 736	−34.65	224 220	1.341 54	−1 728.02
B9	0	165 733	0	254 427	0.694 68	0
B7	26.73	253 669	22.84	358 549	0.515 38	771.52
B1	−11.06	55 142	−25.4	107 494	0.364 84	−121.86
B5	3.58	153 568	2.76	119 441	0.28192	24.79
B8	8.85	288 085	63.67	399 741	0.2463	689.67
B11	−5.96	82 256	−17.62	67 523	0.21714	−36.48
B2	−337.54	96 937	−261.06	147 590	0.214 02	−1524.89
B4	−12.3	57 724	−14.63	100 493	0.164 08	−35.77
B10	−33.22	66 520	−53.69	85 112	0.109 44	−74.19
医院	每门急诊人次（元）	门急诊人次（人次）	实际每住院床日（元）	实际住院床日（天）	医院效率值（%）	总额（万元）
专科医院						
B13	0.17	17 853	2.21	288 154	1.045 6	66.9
B15	45.51	60 862	−99.3	9 366	1.021 6	187.95
B19	163.89	69 313	−372.87	17 164	0.695 24	344.82

B14	6.44	35 701	7.8	423 079	0.650 16	229.5
B16	0.5	261 264	8.24	122 530	0.338 4	38.59
B17	0.31	51 382	0.08	52 034	0.554 98	1.11
B18	−12.69	170 977	−0.63	47 414	0.186 868	−41.1
B12	−64.97	112 511	−228.61	47 854	0.25 418	−463.87

根据当前国家对公立医院的财政补偿方针和亏损补偿、结余留用原则，湖南省样本医院中三级公立医院仅一家医院需要补偿，且补偿额度不大，总计约 58.27 万元；二级综合性公立医院则需要补偿的额度较大，达到了 7 246.09 万元；专科医院达到了 504.97 万元。2013 年湖南省 27 家医院中需要财政补偿的总额约为 7 809.33 万元，无需补偿医院总计结余约 39 780.46 万元。如果再按统收统支管理办法，那么，27 家医院须上交结余 31 971.13 万元。

6. 医院离退休经费补偿结果

根据 2007 年至 2011 年样本医院离退休人员数预测 2013 年的离退休人员数量，补偿标准按照 2011 年各医院退休人员的平均工资计算（因政策性工资一般没有太大变化，但如果预测时间较长，可以随国家政策变化而做适当调整），结果显示，2013 年政府财政应支付离退休工资总计达 12 788.23 万元。测算结果见表 6-8：

表 6-8　2013 年湖南省 27 家样本医院的离退休工资补偿预测结果（万元）

医院	退休人员数预测（人）	年人均（万元）	补偿额（万元）
A1	165	2.73	450.45
A2	401	2.84	1 138.84
A3	459	1.65	757.35
A4	164	1.85	303.4
A5	626	4.84	3 029.84
A6	442	3.13	1 383.46
A7	350	2.83	990.5
A8	238	4.8	1 142.4
B1	54	2.02	109.08
B2	195	1.32	257.4
B3	88	2.54	223.52

医院	退休人员数预测（人）	年人均（万元）	补偿额（万元）
B4	78	3.13	244.14
B5	166	2.14	355.24
B6	265	2.28	604.2
B7	204	0.95	193.8
B8	159	1.6	254.4
B9	187	0.98	183.26
B10	116	1.6	185.6
B11	52	1.39	72.28
B12	61	1.02	62.22
B13	471	0.47	221.37
B14	84	1.6	134.4
B15	24	2.92	70.08
B16	86	3.21	276.06
B17	28	1.21	33.88
B18	10	4.59	45.9
B19	36	1.81	65.16
合计			12 788.23

7. 医院建设及政府指定的其他专项经费预算结果

公立医院基本建设和大型设置购置是政府对医院财政投入的重要内容，但由于该部分投入政府主要采取专项投入方式。也就是说只有当医院有必要扩大规模时才给予考虑，因此，该部分需要卫生部门在卫生规模中做好规划，并由财政部门会同发改委根据财政资金的现有存量进行拨付。而医院所承担的公共卫生任务和政府指定承担的公共服务经费等则根据项目预算进行投入，重点学科建设和人才培养大多集中于三级公立医院以上，因此，该项目亦可根据项目管理的方式进行投入，具体办法可遵照政府部门的相关规定执行。根据2011年湖南省对27家样本医院的财政支出水平预计，该部分支出为25 131.31万元。

8. 湖南省对公立医院的财政投入水平结果

综上各项加总，2013年，湖南省对27家样本医院的财政投入水平45 728.87万元。如果按湖南省当前572家医院计，那么，2013年，湖南省对公立医院的财政投入将会达到972 954.68万元，即便如此，其仅占2012年湖南省 GDP（2万亿元）的约 0.49%，假设把本研究还没有完成的专项经费纳入到预测范围，其对公立医院的财政投入水平也有可能达不到湖南省 GDP 的 1%，基于此，我们认为，政府应当还要加大对医院的财政投入力度，提高医院的补偿标准和补偿水平，尤其是在新医改背景下——医药分家后，医院仅靠提高服务性收费仍然很难解决当前的医院困境和域内居民求医看病难困境。

（四）结论与建议

1. 预测方法

以医院服务量为基础的医院财政投入水平预测[1]，操作方法简单易懂，且预测结果与现实之间的耦合性好，精度和信度均较高，且易于医院所接受，但是，这种预测是建立在医院现有规模和现有功能基础之上的一种预测，且这种预测是以医院的外围环境不发生重大改变的前提之下的预测，如果按新医改要求——实行医药分家，那么，政策性收益（即药品加成收益）将会大大降低医院的利润水平，进而造成医院运转陷入困境，因此，以医院服务量为基础的医院财政投入预测，应当根据医院外围环境、尤其是政策环境的变化来改良这种预测方法，否则，预测结果与现实需求就会形成很大的差距。

2. 预测结果

以湖南省公立医院服务量为基础的医院财政补偿水平预测结果表明，2013 年湖南省对公立医院的财政投入将会达到 972 954.68 万元（不包括公共卫生服务项目经费的 119 811 万元投入[2]），占 2012 年湖南省 GDP 的约 0.49%，即使把公共卫生服务项目经费纳入到总补偿值（共计 1 092 765.68 万元），湖南省对公立医院的财政投入水平也没有达到我国 2007 年对医疗卫生财政事业投入的平均水平（占 GDP 的 0.707 4%%[3]），这一结果与湖南

---

[1] 王鑫：《综合性公立医院的财政投入方式研究\》，《，武汉，华中科技大学》2011.5

[2] 《2013 年基本公共卫生服务预拨资金分配表》，http://www.hnczt.gov.cn/czt2011/ggwsf-wtxjsbzzj2012/20068.html

[3] 周晓东：《浅析我国医疗卫生事业财政投入问题》，《当代经济》2010，2：82—83

省 2013 年的公立医院财政投入预算值（1 011 601.88 万元①）基本吻合。

3. 医院财政补偿的政策建议

2009 年 1 月国务院常务会议通过的《关于深化医药卫生体制改革的意见》和《2009～2011 年深化医药卫生体制改革实施方案》② 中提出的"坚持非营利性医疗机构为主体、营利性医疗机构为补充，公立医疗机构为主导、非公立医疗机构共同发展的办医原则，建设结构合理、分工明确、防治结合、技术适宜、运转有序，包括覆盖城乡的基层医疗卫生服务网络和各类医院在内的医疗服务体系"和进一步"健全各类医院的功能和职责，优化医院布局和结构，充分发挥城市医院在急危重症和疑难病症的诊疗、医学教育和科研、指导和培训基层卫生人员等方面的骨干作用"表明了政府对公立医院改革的态度和决心的同时，也强调了政府办医院是其职责之所在。尽管如此，但是，对于政府办医院的责任范畴或边界却并不十分清晰，尤其是关于医院财政补偿政策的细化，却并没有形成具体可行的操作性意见，如对公立医院财政补偿标准和补偿总体水平确定、补偿方式和补偿结构以及补偿资金使用监管的规范等，因此，建议政府依据其办医院的责任边界，分类分级定位公立医院的社会功能，并在此基础上，根据公立医院承履社会功能的情况（即完成公益性医疗服务量的多少和服务水平等）确定医院的补偿水平。当然，这里需要指出的是，上述建议仅针对现有单体医院的补偿而言，如果从区域医院财政补偿出发谈政府对公立医院的总体财政补偿水平，则需根据区域内居民对基本医疗卫生服务（即公益性医疗服务）的需求量而定。以前文对湖南省的分析而言，湖南省不仅需要增加公立医院的数量，调整医院的布局（应大力发展二级及以下的公立医院），更需要加大对公立医院、尤其是二级及以下公立医院的财政补偿力度，否则，各类各级公立医院就有可能形成两极分化现象，医疗卫生服务的可及性与公平性更差。

---

① 《湖南省卫生厅 2013 年部门预算说明》，http：//www. hunan. － gov. cn/zwgk/zdlyxxgk _37476/czzj/sgjf/201305/t20130503 _ 849725. html

② 《关于深化医药卫生体制改革的意见》，http：//news. xinhuanet. com/newscenter/2009－04/06/content _ 11138803. htm

第七章　结　论

一、研究结论

1. 无论从社会契约理论、公共产品理论还是人力资本理论的视角来探讨政府为何要举办公立医院，均集中指向于政府办公立医院是其职责之所在。当前政府办医院的现实困境表明，政府办医院的责任边界应包括四个方面：一是加快政府管理理念和政府职能转变，科学定位公立医院社会功能；二是加大和规范公立医院的财政投入，引领社会资本入驻公立医院；三是确定医院发展适宜规模和网点布局，提高医院服务的可及性与公平性；四是加强公立医院监管体系建设，促进公立医院走科学发展之路。

2. 公立医院存在的价值在于其社会功能。公立医院的社会功能不能单单从整体上定位，而应根据医院的类型和等级规模、医院所处地域差异定位。如一级综合医院主要承履普通人群的医疗服务，二级综合医院承履高危人群的医疗服务，三级综合医院承履特殊人群的医疗服务。

3. 根据时间序列法中的二次指数平滑模型对湖南省医疗机构 2015 年的总诊疗与入院服务量进行计算获知，湖南省域内居民的医疗服务需求量将在 2015 年突破 4 亿人次。

4. 根据单序列一阶线性灰色动态模型 GM (1，1) 对株洲 4 县属医院病人总量预测获知，2013 年至 2017 年株洲市四县属医院的最有可能的病人总量应分别为 447 975 人、510 716 人、582 331 人、664 058 人和 757 312 人。该结果与利用二次指数平滑模型对湖南省的医疗需求总量预测结果基本吻合，同时，也表明单序列一阶线性灰色动态模型对病人总量预测具有较好的预测能力。

5. 利用 DEA 分析法对湖南省 28 家样本公立医院的相对效率评价表明，19 家样本医院中有 7 家医院的 DEA 得分为非 DEA 有效，9 家专科医院中有 2 家医院的 DEA 得分为非 DEA 有效。

6. 根据对 28 家样本公立医院的相对效率评价后的结果排序获知，综合性三级医院的床位规模应控制在 1200 张床位左右；二级综合性公立的适宜规模值范畴应介于 300－500 张床位之间，低于 300 和高于 500 均可能失效。

7. 根据湖南省 2015 年居民医疗服务需求量，推算 2015 年湖南省公立医院总量规模值将有可能达到 1 100 余家，增长空间达 92%。

8. 根据 2010 年湖南省居民对五类不同医院服务的需求量和各类医院的实际供给能力（假设各类医院的规模、服务能力等均一致）以及医院的效率值测算出湖南省 2015 年仅综合性医院就可以增加 53 家。

9. 根据卫生部于 2011 年颁发的《中国护理事业发展规划纲要（2011－2015）》中的有关规定——每千人口注册护士 2.07 人，注册医师与注册护士比为 1：1 人—1：1.2 人进行计算得知，湖南省公立医院所需注册护士总人数约为 97 591 人，所需注册医师总量约为 55 179 人—50 580 人，所需药师、技师及其他技术人员需求量分别为：16 295.47 人、18 332.40 人和 16 295.47 人。

10. 利用单序列一阶性灰色动态预测模型 GM（1，1）对湖南省 2011 年－2015 年的床位规模总量进行预测获知，湖南省各年所需的床位总量规模将分别达到 247 287 张、267 428 张、289 613 张、313 076 张和 338 869 张。该预测结果与 2011 年公立医院（占医院总床位量的 94%）的实际总床位量 245 671 张进行比照，其误差率不到 0.07%，预测结果的信度较高。

11. 政府对公立医院的财政直补不足，补偿结构不合理。

12. 倡导"公立优先，兼顾平等"的公立医院财政投入新理念，是公立医院实现可持续发展的内在要求，同时也是保证公立医院公益性本质回归、增强人们凝聚力、以及实现公立医院可持续发展的重要张力。

13. 利用二次指数平滑法和 DEA 法对以服务量为基础的湖南公立医院政策亏损补偿额的推算，2013 年湖南对公立医院的财政补助将有可能突破 100 亿元。

二、研究创新点

1. 从政府职能视角出发，通过政府办公立医院现实困境的系统分析，重新界定了政府办公立医院的责任边界；

2. 根据公立医院的类别等级和所在区域的经济发展与域内居民医疗卫生服务需求，提出了分类分级定位公立医院社会功能的基本观点的同时，定位了不同类别等级公立医院的社会功能；

3. 根据湖南省居民的医疗服务需求和公立医院的服务能力等，测算出了湖南省未来五年公立医院总量规模、卫生人力规模和床位规模的适宜值，为湖南省制定区域医疗卫生服务规划提供了重要的参考依据；

4. 根据政府对公立医院财政补偿的政策思路，提出了公立医院财政补偿的新理念——公平优先，兼顾平等，并在此基础上，对湖南省公立医院运营的政策性亏损补偿额进行了测算，为湖南省制定切实可行的公立医院财政补偿政策提供了较为可靠的参考依据。

5. 提出了在定位公立医院社会功能的基础上，确定医院的适宜规模，并根据医院适宜规模建立财政补偿机制的全新思路，为后续研究的深入展开打了基础。

参考文献

中文文献：

[1] ［英］洛克著：《政府论》，瞿菊农，叶启芳译，商务印书馆 1982 年版。

[2] 《马克思恩格斯选集》第 3 卷，人民出版社 1995 年版。

[3] ［美］泰勒尔：《产业组织理论》，张维迎总译校，中国人民大学出版社 1997 年版。

[4] ［英］亚当·斯密：《国富论——国民财富的性质和原因的研究》，郭大力，王亚南译，商务印书馆 1994 年版。

[5] ［英］约翰·穆勒：《政治经济学原理（上卷）》，赵荣潜、桑炳彦、朱泱译，高务印书馆 1997 版。

[6] 《资本论》第 1 卷，人民出版社 1975 年版。

[7] ［美］小艾尔费雷德·D. 钱德勒（Chandler, A. D. Jr.）：《企业规模经济与范围经济：工业资本主义的原动力》，张逸人等译，中国社会科学出版社 1999 年版。

[8] 平新乔：《微观经济学十八讲》，北京大学出版社 2001 年版。

[9] ［美］队贝赞可等：《战略经济学》，詹正茂、冯海红等译，中国人民大学出版社 1997 年版。

[10] ［美］马斯格雷夫：《比较财政分析》，董勤发译，上海人民出版社 1992 年版。

[11] 陈共：《财政学》，中国人民大学出版社 2002 年版。

[12] ［美］贝格、费舍尔、多恩布什：《宏观经济学》，中国人民大学出版社 1984 年版。

[13] 曹建文、刘越泽：《医院管理学》，复旦大学出版社 2010 年版。

[14] 邓聚龙：《灰理论基础》，华中科技大学出版社 2002 年版。

[15] 秦侠：《卫生管理运筹学》，人民卫生出版社 2005 年版。

[16] 魏权龄：《数据包络分析》第 2 版，科学出版社 2006 年版。

[17] 孙振球：《医学统计学》，人民卫生出版社 2010 年版。

[18] 赵忠：《公立医院的相对效率、规模效应和范围效率. 健康、医疗服务与传染病的经济学分析》，北京大学生出版社 2007 年版。

[19] 卫生部：《2011 年中国卫生统计年鉴》，人民卫生出版社 2012 年版。

[20] 《马克思恩格斯选集》第 3 卷，人民出版社 1995 年版。

[21] ［美］亚历克斯·卡利尼克斯：《平等》，徐朝友译，江苏人民出版社 2003 年版。

[22] 《马克思恩格斯选集》第 4 卷，人民出版社 1995 年版

[23] ［美］阿瑟·奥肯：《平等与效率》，王奔州等译，华夏出版社 1999 年版。

[24] 《邓小平文选》第 3 卷，人民出版社 1993 年版。

[25] 胡善联：《卫生生经济学》，复巨大学出版社 2004 年版。

[26] ［美］马歇尔：《经济学原理》，商务印书馆 1996 年版。

[27] ［美］艾尔弗雷德·D. 钱德勒：《企业规模经济与范围经济—工业资本主义的原动力》，中国社会科学出版社 1999 年版。

[28] ［美］爱德华·J. 布洛切，康·H. 陈，托马斯·W. 林：《成本管理—计划与决策》，华夏出版社 2002 年版。

[25] 曹荣桂：《中国医院改革 30 年——历史进程、主要成就与面临的挑战》，《中国医院》2008 年第 9 期。

[26] 石光、刘秀颖、李静：《中国经济转型时期公立医院社会功能评估的研究框架》，《中国卫生资源》2002 年第 5 期。

[27] 王小合：《对构建公立医院社会评价体系的思考》，《中国医院管理》2006 年第 4 期。

[28] 李斌、赵玉海、韩辉：《公立医院社会责任研究综述及若干问题思考》，《中国医院》2011 年第 3 期。

[29] 刘肖宏、田立启、魏仁敏：《公立医院社会责任的研究构思》，《齐鲁医

学杂志》2009 年第 1 期。

[30] 郑大喜：《从新医改方案看公立医院落实公益性的难点及其对策》，《中国卫生政策研究》2009 年第 8 期。

[31] 林春霞：《公立医院改革：补偿机制和人事制度是关键》，中国知网（http：//news. sohu. com/ 20100429/ n271820757. shtml.）。

[32] 宋丹、姚蔚、于润吉：《医院规模盲目扩张风险大》，《卫生经济研究》2005 年第 5 期。

[33] 陈学顺：《论我国大医院的适宜规模发展》，《中国医院》2008 年第 1 期。

[34] 匡莉、李奕明等：《广东省省市级综合医院最优规模实证研究》，《中华医院管理杂志》2007 第 2 期。

[35] 匡莉、徐淑一、方积乾：《转型期我国公立医院规模经济特征的实证研究》，《中国医院管理》2009 年第 3 期。

[36] 李习平、武淑琴、张华容：《基于 DEA 模型现代医院规模有效性的拓展研究》，《统计与决策》2011 年第 3 期。

[37] 吴明、唐承：《随机前沿成本函数方法在医院经济效率评价中的应用》，《中华医院管理杂志》2000 年第 8 期。

[38] 白常凯、张鹭鹭、王新光等：《区域内医院规模经济分析》，《中国医院》2002 年第 4 期。

[39] 匡莉：《医院规模发展与低成本高效益的关系》，《现代医院》2006 年第 1 期。

[40] 赵明、马进：《浙江省公立医院规模经济实证分析》，《上海交通大学（医学版）》2010 年第 1 期。

[41] 高强：《发展医疗卫生事业，为构建社会主义和谐社会做贡献》，《中国卫生法制》2005 年第 4 期。

[42] 岳瑞娟：《适应新医改要求，进一步完善公立医院补偿机制》，《财经界（学术）》2009 年第 9 期。

[43] 贲慧、唐晓东、刘向群、宋元、殷红：《完善公立医院经济运行的对策思考》，《南京医科大学学报（社会科学版）》2011 年第 4 期。

[44] 凌云、田文华、金春林、方圆：《我国公立医院补偿方式存在的问题和

对策》，《海军医学杂志》2008 年第 1 期。

[45] 刘建、万许兵：《我国公立医院政府补偿机制研究》，《中国卫生经济》
2009 年第 9 期。

[46] 郑大喜、张文斌：《基于公益性的公立医院成本核算与财政补偿关系研
究》，《医学与社会》2011 年第 5 期。

[47] 龚勋、罗五金、张黎等：《国外医院公益性财政补偿方式对我国的启
示》，《中国医院管理》2011 年第 7 期。

[48] 李卫平：《社会医疗保险制度下公立医院财政补助机制》，《中国卫生政
策研究》2008 年第 1 期。

[49] 孙统达、顾竹影、李冠伟等：《公立专科医院补偿政策模型研究》，《中
国医院》2011 年第 10 期。

[50] 代涛、尤川梅、陈瑶：《部分国家政府举办公立医院的经验与启示》，
《中国卫生政策研究》2009 第 8 期。

[51] 高焕喜、吴炜峰：《机制、机制形成和我国城乡统筹机制形成》，《华东
经济管理》2007 年第 9 期。

[52] 陈静漪：《中国义务教育经费保障机制研究》，博士学位论文，东北师
范大学 2009 年。

[53] 任益炯：《基于系统动学的我国医院补偿机制模型构建和政策试验研
究》，博士学位论文，第二军医大学 2008 年。

[54] 陈文辉：《论医疗卫生的公共产品特性及其实现》，《宁波大学学报》
2007 年第 2 期。

[55] 朱玲：《投资与人力资本理论》，《经济学动态》2002 年第 8 期。

[56] 石光、卢建海、冯燕清等：《公立医院改革与社会功能关系的探讨》，
《中国卫生资源》2003 年第 3 期。

[57] 孙菁、孙逊、郭强：《医院规模的理论分析》，《解放军医院管理杂志》，
2009，年第第 8 期。

[58] 石光、卢建海、冯燕清等：《公立医院改革与社会功能关系的探讨》，
《中国卫生资源》2003 第 3 期。

[59] 张凤鸣、范一、任斌：《基于交易费用理论的企业边界纵向一体化研
究》，《郑州经济管理干部学院学报》2007 年第 1 期。

[60] 金太军：《市场失效与政府干预》，《中国矿业大学学报（社会科学版）》2002 年第 2 期。

[61] 石光、李静、刘秀颖：《公立医院社会功能的理论探讨》，《中国卫生资源》2002 年第 6 期。

[62] 雷海潮：《公立医院社会功能及价值探讨》，《中华医院管理杂志》2009 年第 7 期。

[63] 孙庆文、田文华等：《国有医疗机构的产权特征、存在问题与改革》，《中国卫生资源》2002 第 1 期。

[64] 靳朝晖：《关于国内外医疗保障体系的比较与评价》，硕士学位论文，中国对外贸易大学 2005 年。

[65] 张维纯：《医疗服务需求向健康服务需求的转变》，经济全球化背景下的服务营销会议论文集，武汉，2004 年 5 月。

[66] 庞瑞芝：《我国城市医院经营效率实证研究——基于 DEA 模型的两阶段分析》，《南开经济研究》2006 年第 4 期。

[67] 匡莉等：《应用适存分析法测量县级性医院最优规模》，《卫生经济研究》2008 年第 8 期。

[68] 刘飞跃：《政府、市场与社会关系视阈下的我国政策文化特征》，《中国行政管理》2008 年第 12 期。

[69] 王鑫、项莉：《公立医院医疗政策性亏损财政补偿方式研究》，《中国医院管理》2010 年第 6 期。

[70] 代涛等：《公立医院社会功能定位和政府举办职责研究》，卫生部第十二批招标课题项目结题报告，2010 年 10 月。

[71] 王鑫：《综合性公立医院的财政投入方式研究》，硕士学位论文，华中科技大学 2011 年。

[72] 周晓东：《浅析我国医疗卫生事业财政投入问题》，《当代经济》2010 年第 2 期。

[73] 刘飞跃等：《论精神卫生服务工作中的政府责任边界》，《湖南师范大学学报（社会科学版）》2012 第 1 期。

[73] 肖水源、刘飞跃：《精神卫生服务评估的基本框架》，《中国心理卫生杂志》2010 年第 12 期。

[74] 刘飞跃：《我国精神卫生服务网点空间布局的现状、困境与突破》，《中国卫生政策研究》2011 年第 3 期。

[75] 刘飞跃、肖水源等：《卫生人力资源需求的方法学研究》，《中国卫生事业管理》2012 第 8 期。

[76] 刘飞跃、肖水源：《政府办公立医院的理论依据、现实困境与突破》，《湖南社会科学》2013 年第 6 期。

[77] 刘飞跃：《论我国民族公立医院财政投入新理念》，《贵州民族研究》2014 年第 7 期。

[78] 刘飞跃：《中国精神卫生服务空间网点布局研究》，《中国卫生经济》2011 年第 9 期。

[79] 王一任、孙振球：《医用综合评价方法研究进展》，《中南大学学报》2005 年第 2 期。

[80] 徐幻等：《易学明新医改模式下关于医院规模建设的思考》，《中国社会医学杂志》2010 年第 6 期。

[81] 张广良、王莉：《DEA－C2R 模型在企业管理效率评价中的应用》，《吉林建筑工程学院学报》2004 年第 4 期。

[82] 董四平、方鹏骞：《医院规模经济研究述评》，《中国卫生经济》2009 年第 9 期。

[83] 陈瑶等：《我国公立医院财政补偿机制理论与现状分析》，《医学与社会》2010 年第 12 期。

[84] 李乐波、曹漪：《公立医院财政补偿方式探讨》，《医学与社会》2008 年第三世 2 期。

[85] 杜乐勋：《宏观经济与卫生发展之间的良性和恶性循环》，《中国卫生经济》2007 年第 6 期。

[86] 吴小龙等：《对公立非营利性医院合理补偿机制的思考》，《医学与社会》2005 年第 4 期。

[87] 金春林：《公立医疗机构补偿机制改革的思考》，《中国卫生资源》2008 年第 6 期。

[88] 秦国华：《公立医院财政补助模式面临的问题及政策建议》，《卫生经济研究与卫生经济管理》2002 年第 10 期。

［89］刘岩等：《城市综合性医院合理补偿渠道探讨》，《中国医院管理》2002
第 8 期。

［90］财政部：《关于完善城镇医疗机构补偿机制落实补偿政策的若干意见》，
《财会月刊》2002 年第 2 期。

［91］卞淑芬：《论公立非营利性医院补偿机制与相关政策》，《中国卫生事业
管理》2002 年第 11 期。

［92］缪尚秀：《论医疗单位补偿机制》，《湖南财政与会计》2000 年第 9 期。

［93］卫玉芳：《浅谈医院补偿机制的效率与公平》，《中国伦理学》2000 年
第 2 期。

［94］万鸿君、彭芳：《完善公立医院补偿机制改革的难点与思考》，《中国医
院管理》2006 年第 2 期。

［95］赵大海：《政府对公立医院财政投入水平和方式的研究》，《财政研究》
2010 年第 2 期。

［96］韩绥生：《我国公立医院政府补偿机制研究》，《中国卫生经济》2009
年第 9 期。

［97］董莹、靖猛等：《国外及我国港台地区公立医院补偿机制现状研究》，
《中医药管理杂志》2010 年第 4 期。

［98］李清明等：《关于构建我国公立医院新的财政补偿机制的思考》，《中国
卫生经济》2003 年第 5 期。

［99］吕军等：《公立医院财政补偿机制改革的思路与方法》，《中华医院管理
杂志》2007 年第 8 期。

［100］孙群力：《地方财政卫生支出的影响因素研究》，《中南财经政法大学
学报》2011 年第 5 期。

［101］卫茂玲等：《加强政府卫生财政投入机制研究》，《中国卫生事业管理》
2008 年第 4 期。

［102］唐军、徐天和、祁爱琴等：《卫生综合评价研究现状》，《中国医院统
计》2000 第 7 期。

［103］范少言：《农村聚落空间结构的演变机制》，《西北大学学报（自然科
学版）》1994 年第 4 期。

［104］林涛涛：《杭州市直属医院规模与经济效益现状分析》，《卫生经济研

究》2011 年第 8 期。

[105] 徐盛鑫等：《浙江省公立大医院建设与发展研究》，《卫生经济研》究 2009 年第 8 期。

[106] 杜书伟：《公立医院绩效考核与管理研究探析》，《中国卫生经济》 2010 年第 3 期。

[107] 万鹏等：《提高公共卫生服务均等化的效率和质量》，《卫生经济研究》 2009 年第 8 期。

[108] 刘挺：《区域"医疗规模经济"和卫生资源配置理论假说》，《中华医院管理杂志》1997 年第 10 期。

[109] 仁田：《浅议医院成本核算与控制》，《中华医院管理杂志》2007 年第 6 期。

[110] 闫丽新：《医院扩张新思路》，《财经界》2005 年第 4 期。

[111] 向月应等：《正确处理军队医院规模建设与能力建设的关系》，《解放军医院管理》2005 年第 4 期。

[112] 李显文、张亮等：《医院规模经济研究文献分析》，《国外医学（卫生经济分册)》2011 年第 1 期。

[113] 钟国伟、钟仁昌：《论巨型医院的成因、问题与治理》，卫生经济研究 2008 年第 2 期。

[114] 吴东等：《浅析我国大型医院规模与学科建设》，《中华医学杂志》 2011 第 12 期。

[115] 张明礼：《Cobb－Douglas 函数在经济预测模型中的应用及其参数估计》，《预测》1997 年第 2 期。

[116] 沈杰、赵蓉等：《二级综合性医疗机构规模经济研究》，《中国卫生事业管理》1995 年第 1 期。

[117] 陈育德、毛嘉文等：《80 年代以来我国医院资源及其利用简况》，《中国医院管理》1999 年第 4 期。

[118] 韩晓明：《关于医院规模性建设与发展之思考》，《中医药管理杂志》 2006 年第 11 期。

[119] 陈曙光：《科学处理医院规模建设和内涵建设的关系》，《医疗保健器具》2006 年第 8 期。

［120］刘穗、陈远湘：《以科学发展观为导向的公立医院规模发展论》，《当代医学》2007 年第 23 期。

［121］马玉琴、陈千：《基于 DEA 分层评价的医疗资源配置研究》，《解放军医院管理杂志》2005 年第 1 期。

［122］王志敏：《谈如何认识医院规模适度》，《解放军医院管理杂志》2012 年第 11 期。

［123］季玉峰：《论军队医院规模与效益》，《解放军医院管理杂志》2007 年第 2 期。

［124］郑溪水等：《军队中小医院适度规模探讨》，《解放军医院管理杂志》2009 年第 7 期。

［125］陆国俐等：《医院的规模建设与风险防范》，《中国卫生经济》2007 年第 11 期。

［126］宋桂荣等：《医院效率评价方法的研究》，《中国医院统计》2007 年第 12 期。

［127］李丹娜等：《数据包络分析在评价二级医院相对效率中的应用》，《医药世界》2007 年第 2 期。

［128］姬小荣、王禄生：《我国中西部地区县医院床位规模状况及相关因素分析》，《中国卫生经济》2010 年第 1 期。

［129］张瑞华等：《基于数据包络分析的我国 31 个省市医疗卫生服务效率评价》，《中国卫生经济》2011 年第 2 期。

［130］赵晨晨等：《县医院适宜规模分析》，《中国卫生事业管理》2010 年第 12 期。

［131］葛蔓蔓：《部属综合性大学现状数据分析与适宜规模研究》，硕士论文，浙江大学 2006 年。

［132］王树峰等：《新新时期影响中心城市大型综合性医院适宜规模的要素》，《中国医院》2008 年第 1 期。

［133］何梦乔等：《医院规模经济研究述评》，《中华医院管理杂志》2008 年第 6 期。

［134］曲玉芳：《控制医院扩张规模缓解"看病难、看病贵"》，《医院管理论坛》2010 年第 2 期。

[135] 邹以新等：《应用 TOPSIS 法综合评价医院医疗质量与效益》，《中国医院统计》2009 年第 9 期。

[136] 刘国华、刘俐：《2000 床医院在中心城市的生存与发展：政府规划与适宜规模》，《中国医院》2008 年第 1 期。

[137] 陆华、李景波等：《当前大型综合性医院在规模发展中的应注意的问题及措施》，《重庆医学》2005 年第 6 期。

[138] 宁文舸：《医院规模发展的市场选择》，《中国医院管理》2001 年第 6 期。

[139] 舒燕：《关于医院规模经济的实证分析》，《技术经济与管理研究》2009 年第 6 期。

[140] 车莲鸿：《上海市医院规模和布局建设现状分析与评价研究》，博士论文，复旦大学 2012 年。

[141] 刘笑冰等：《基于 MGM（1，N）模型的北京创意发展灰色预测》，《中国人口．资源与环境》2013 年第 4 期。

[142] 杨华龙等：《灰色预测 GM（1，1）模型的改进及应用》，《数学的实践与认识》2011 年第 23 期。

[143] 赖红松等：《基于灰色预测和神经网络的人口预测》，《经济地理》2004 年第 2 期。

[144] 刘红梅等：《基于灰色模型的韶山红色旅游景区客源预测》，《经济地理》2010 年第三步期。

[145] 尹逊震等：《离散灰色在科技人才资源预测中的应用》，《科学科技进步与对策》20017 年第 10 期。

[146] 卫计委：《2009－2011 年深化医药卫生体制改革实施方案》（http：//www. moh. gov. cn/ tigs/ s2907/list. shtml.）。

[147] 卫计委：《关于深化医药卫生体制改革的意见》（http：//ww w. moh. gov. c n/ tigs/ s2907/ list. shtml.）。

[148] 财政：《关于完善政府卫生投入政策的意见》（.http：//www. mof. gov. cn/zhengwuxinxi/caizhengxinwen/200907/t20090705176293. Html.）。

[149] 国务院：《中共中央国务院关于卫生改革与发展的决定》（ http：//

baike. baidu. com/link？url＝5KbTyeOItq－SvW6mx9hCOAY56sEg
Sej9xu23QWCCQMIY72a－JwlrlBXUA7UMBFGLnHqAPDCD3mIq
oqH－PLZJCq）。

[150] 李玲：《让公立医院回归社会公益的轨道》（2008－04－01）（2009－
06－02）（http：//bbs. cenet. org. cn/board92521/Topic394803. Htm）。

[151] 卫生部：《关于城镇医疗机构分类管理的实施意见》（http：//www.
china. com. cn/chinese/zhuanti/yg/933909. htm）。

[152] 卫生部等：《关于公立医院改革试点的指导意见》（http：//baile.
baidu. com/link？url＝adsj1iJjDQaddkVcY6lm30zSuk6Sa4CDvp _
61c8z0uUh［64]）。

[153] 《医疗服务》（http：//wiki. mbalib. com/48aOmbyGEc3Y6NHl kj－
UjQoINdIM－JXHR5kSyKI－Bq.）。

[154] 《政府失灵》（http：//baidu. com/link？url＝DJAg7Fy－1UlVcILC
vAeKy50lyrRlnhZBuRI7Krr8bdqdxU6qwCQ3izdu－CYLtml.）。

[155] 《政府失效》（. http：//baike. baidu. com/view/690856. htm？fromId
＝455410）。

[156] 财政部：《2011 年全国公共财政支出决算表》（http：//yss. mof.
gov. cn/2011 qgczjs/t201207/20120710 _ 665233. html.）

[157] 代涛等：《政府办公立医院功能及职责研究》（http：//www. do-
cin. com/p－19296069. html）。

[158] 卫生部等：《关于县级公立医院综合改革试点意见的通知》（http：//
www. moh. gov. cn/tigs/s3581/201206/c14c25adab7d4b79b2f2
7e2b91af8797. shtml.）

[159] 《医疗救助制度》（http：//baike. baidu. com/view/979281. htm.）。

[160] 卫生部：《中国护理事业发展规划纲要（2011－2015）》（http：//
baike. baidu. com/link？   ＝
ZacaeMF7BgYPMkqpkQl41SjNgZRdAkkmdxt5RZ6lzaN4NM7NXra9
lWz56TOzZUQA5jIutGshhEjJut url And1f9K.）。

[161] 财政部：《2013 年基本公共卫生服务预拨资金分配表》（http：//
www. hnczt. gov. cn/czt2011/ggwsfwtxjsbzzj2012/20068. html.）。

［162］湖南省卫生厅：《湖南省卫生厅 2013 年部门预算说明》（ http：// www. hunan. gov. cn/zwgk/zdlyxxgk _ 37476/czzj/sgjf/201305/t2013 0503 _ 849725. html. ）。

外文文献：

［163］World Health Organization. *World health Statistics* 2010. *Geneva*： *World Health Organization*，2010，P. 126.

［164］Kymlicka. *Justice in Political Philosophy*：*An Introduction. Clarendon Press Oxford*，1990.

［165］Baumol WJ，Panzar J C，Willig R D. *Contestable markets and the theory of industry structure. San Diego*：*Harcourt Brace Jovanovich*，1988，：89—90.

［166］Morey RC，Fine DJ，Loree SW，et al. *The trade－off between hospital cost and quality of care*：*An exploratory empirical analysis* . *Med Care*，1992，30（8）：677—698.

［167］Aletras VH. *A comparison of hospital scale effects in short－run and long－run cost functions. Health Economics*，1999，8（6）：521—530.

［168］Garrett Hardin. The tragedy of the Commons. *Science* 1968（162）：1243—1248.

［169］Paul A. Samuclson. *The Pure Theory of Public Expenditure. The Review of Economics and statistics*，Volume 36，Issue 4（Nov，1954），387—389.

［170］David J. Teece. *Economies of scope and the scope of the enterprise. Journal of Economic Behavior* & *Organization*，Volume 1，Issue 3，September，Pages：223—247.

［171］Carey，k *A panel data design for estimation of hospital cost functions. Review of Economics and Statistics*，1997，79（3）：443 —453.

［172］Paul A. Samuclson. *The Pure Theory of Public Expenditure. The*

Review of Economics and statistics，Volume 36，Issue 4 （Nov，1954），387—389.

[173] Buchanan, James M. and Gordon Tullock. ，*The Calculus of Consent. Ann Arbor: University of Michigan Press.*

[174] Charnes A，Cooper W，Rhodes E. *Measuring the efficiency of decision making units. European Journal of Operational Research*，1978，2 （4）：429—444.

[175] Polyzos N M. *Striving towards efficiency in the Greek hospitals by reviewing ca. se mix classifications.* Health Policy，2002，61 （3）：305—328.

[176] Roemer Ml. *Bed supply and hospital utilization ：A natural experiment. Hospitals*，1961 （35）：36—42.

[177] Shain M，Roemer Ml. *Hospital costs relate to the supply of beds. Journal ofOccupational and Environmental Medicine*，1959，1 （9）：518.

[178] Weaver M，Deolalikar A. *Economies of scale and scope in Vietnamese hospital. Soe Sci Med*，2004，59 （1）：199—208.

[179] Smet Mike. *Cost Characteristics of Hospital. Social Sciences & Medicine*，2002：895—906.

[180] Barnum, H. ，Kutzin, J. *Public hospitals in developing countries：Resource use，cost，and financing. Baltimore，MD：John Hopkins University Press*，1993：128—129.

[181] Vita, M. G. *Exploring hospital production relationships with flexible function forms. Journal of Health Economics*，1990 （1）：1—21.

[182] Aletras V. H. *A Comparison of Hospital Scale Effects in Short—run and Long—Run cost functions. Health Economics*，1999 （8）：521—530.

[183] Coase R. H. *The Nature of the Firm. Economical*，1937 （4）：386—4051

［184］ Kumaran K M, Morin F, Rowe M. *Consensus taking in a Delphi study*. *Hosp Adm Can*, 1976, 18 (10): 70—2.

［185］ Martino J P. *A review of selected recent advances in technological forecasting*. *Technological Forecasting and Social Change*, 2003, 70 (8): 719—33.

［186］ Gupta U G, Clarke R E. *Theory and applications of the Delphi technique: A bibliography* (1975－1994). *Technological Forecasting and Social Change*, 1996, 53 (2): 185—211.

［187］ Graham B, Regehr G, Wright J G. *Delphi as a method to establish consensus for diagnostic criteria*. *Journal of Clinical Epidemiology*, 2003, 56 (12): 1150

［188］ Puig—Junoy J, Perez—Sust P. *Vertical integration and contracting—out in generic hospital services in Spain*. *Gac Sanit*, 2002, 16 (2): 145—55.

［189］ Culler S D, Holmes A M, Gutierrez B. *Expected hospital costs of knee replacement for rural residents by location of service*. *Med Care*, 1995, 33 (12): 1188—209.

［190］ Baker G. *Hospital physician organizations. Models for success*. *Group Pract J*, 1990, 39 (5): 4, 6, 8.

［191］ Burns L R, Lee J A. *Hospital purchasing alliances: utilization, services, and performance*. *Health Care Manage Rev*, 2008, 33 (3): 203—15.

［192］ Hare T S, Barcus H R. *Geographical accessibility and Kentucky's heart-related hospital services*. *Applied Geography*, 2007, 27 (3—4): 181—205.

［193］ Fone D L, Christie S, Lester N. *Comparison of perceived and modelled geographical access to accident and emergency departments: a cross－sectional analysis from the Caerphilly Health and Social Needs Study*. *International journal of health geographics*, 2006, 5: 16.

[194] Hawthorne T L, Kwan M E I P. *Using GIS and perceived distance to understand the unequal geographies of healthcare in lower income urban neighbourhoods. The Geographical Journal*, 2012, 178 (1): 1 8－30.

[195] Halbersma R S, Mikkers M C, Motchenkova E, et al. *Market structure and hospital－insurer bargaining in the Netherlands. The European Journal of Health Economics*, 2007: 1－15.

[196] Marc J. *Applying cost minimization techniques to hospitals: A comment. European Journal of Operational Research*, 2009, 197 (2): 828－829.

[197] Ludwig M, Groot W, Van Merode F. *Hospital efficiency and transaction costs: A stochastic frontier approach. Social Science& Medicine*, 2009, 69 (1): 61－67.

[198] Roeger L S, Reed R L, Smith B P. *Equity of access in the spatial distribution of GPs within an Australian metropolitan city. Australian Journal of Primary Health*, 20 1 0, 16 (4): 284－290.

[199] Delafontaine M, Neutens T, Schwanen T, et al. *The impact of opening hours on the equity of individual space － time accessibility. Computers, Environment and Urban Systems*, 201 1, 35 (4): 276－288.

[200] Paez A, Mercado R G, Farber S, et al. *Accessibility to health care facilities in Montreal Island: all application of relative accessibility indicators from the perspective of senior and non－senior residents. International journal of health geographic's*, 2010, 9 (1): 52.

[201] Langford M, Fry R Higgs G. *Measuring transit system accessibility using a modified two － step floating catchment technique. Australian Journal of Primary Health*, 2012, 26 (2): 193－214.

[202] Chilingerisn JA. *Evaluating physician efficiency in hospital: A*

multivariate analysis of best practices European journal of preoperational research. *Health Care Manage Rev*, 1995, 80: 548—574.

[203] Braeutigam R R, Andrew F. *On the estimation of returns to scale using variable cost functions. Economic Letters*, 1983, 11 (1—2): 25—31.

[204] Gaynor M, Anderson GF. *Uncertain demand, the structure of hospital costs and the cost of empty hospital beds. Health Economics*, 1995, 14 (3): 291—317.

[205] Weaver M, *Deolalikar A Economies of scale and. scope in Vietnamese hospitals. Social Science&Medicine*, 2004, 59: 199—208.

[206] Freeh HE. Lee R M. *Resolving the impasse on hospital scale economies: A new approach. Applied Economics*, 1995, 27: 286—296.

[207] Tragakes E, Lessof&In: Tragakes E, ed. *Health care systerns in transition: Russian Federation. Copenhagen, European Observatory On Health Systems and Policies*, 2003, 5 (3): 22—23.

[208] U S Deparunent of Health and Human Services. *Health, United States.* 2008: 403.

[209] Carmen D, Bernadette D, Jessica S. *Income, Poverty, and Health Insurance Coverage in the United States: 2009. Washington: Economics and Statistics Administration*, 2010: 22.

[210] Michael DR, Ryan LM. *Stochastic Frontier Analysis of Hospital Inefficiency A Review of Empirical Issues and an Assessment of Robustness, Journal of Medical Care Research and Review. Medical Care Research and Review*, 2008, 65 (2): 131—166.

[211] Ouellette P, Yan L. *Investment and Dymmic DEA. Journal of Productivity analysis*, 2008, 29 (3): 235—247.

[212] Basson MD. Butler T. *Evaluation of operating room suite efficiency in the Veterans Health Administration system by using data—envelopment analysis. American Journal of Surgery*, 2006, 192 (5): 649—656.

[213] Herwartz, H., Theilen, B. *The determinants of health care expenditure: Test—ing pooling restrictions in small samples*, Health Economics, 2003, (12) 113—124.

[214] Murthy, V. N. R,, Okunade, A. A. *The core determinants of health expenditure in the African Contest: Some econometric evidence for policy*. Health Policy, 2009, (91): 57—62.

[215] Cantarero, S., Lago Penas, S. *The determinants of health care expenditure: A reexamination*. Applied Economics Letters, 2010, 17 (7): 723—726.

[216] Weil, D. N. *Accounting for the effects of health on economic growth*. Quarterly Journal of Economics, 2007, (122): 1265—1306.

附 录

样本医院清单

序号	样本医院	医院类型、等级	备注
1	岳阳市第一人民医院	三级综合医院	实际评介中把中医医院院置于综合医院类型之中（下同）
2	平江县中医院	二级中医医院	
3	常德市第一中医院	三级中医医院	
4	桃源县妇幼保健院	二级专科医院	
5	郴州市妇幼保健院	二级专科医院	
6	桂阳县中医院	二级中医医院	
7	慈利县人民医院	二级综合医院	
8	衡阳市中心医院	三级综合医院	
9	祁东县人民医院	二级综合医院	
10	衡阳市第一精神病院	三级专科医院	
11	湖南省人民医院	三级综合医院	
12	湖南省妇幼保健院	三级专科医院	
13	邵阳市中医院	二级中医医院	
14	邵阳市精神病院	二级中医医院	
15	怀化市第一人民医院	三级综合医院	
16	溆浦县中医院	二级中医医院	
17	新化县人民医院	二级综合医院	
18	冷水江市中医院	二级中医医院	
19	湘潭市中心医院	三级综合医院	
20	湘潭市妇幼保健院	二级专科医院	
21	永州市中医院	二级中医医院	
22	祁阳县人民医院	二级综合医院	

序号	样本医院	医院类型、等级	备注
23	宁远县妇幼保健院	二级专科医院	
24	张家界市妇幼保健院	二级专科医院	无效样本（关键数据不全，下同）
25	湘西自治州精神病院	二级专科医院	
26	湘西自治州人民医院	二级综合医院	
27	株洲县人民医院	二级综合医院	
28	株洲县中医院	二级中医医院	没有参与财政补偿水平预测（关键数据不全）
29	茶陵县人民医院	二级综合医院	仅参与病源总预测
30	攸县人民医院	二级综合医院	
31	醴陵市人民医院	二级综合医院	无效样本
32	安化县人民医院	二级综合医院	
33	南县精神病院	二级专科医院	无效样本
34	娄底妇幼保健院	二级专科医院	
35	益阳市妇幼保健院	二级专科医院	无效样本

后　记

公立医院改革一直是本人教学与科研关注的重点。早在十年前，本人就开始讲授公共管理学、公共政策为学和公共卫生事业管理学等本、硕生课程。在此基础上，本人主持和参编了四部教材和著作。其中，在《管理学》（化学工业出版社 2009 年版）和《会展项目管理》（复旦大学出版社 2009 年版）两部教材编纂中任副主编，在《公共管理案例分析》（中南大学出版社 2014 年版）一书中任主编，在《市场营销学》（化学工业出版社）教材中任参编，发表一些论文。在教学与科研中，本人深感坚持科学发展观和掌握公共管理学科前沿理论是研究当代中国公共卫生管理创新的理论基础和指导思想，要深入研究中国公共管理领域中有关民生问题，尤其是当前民生问题的关注热点——公立医院改革问题，就必须全面、系统地学习和研究科学发展观与公共卫生管理的前沿理论。为此，本人于 2009 年申请进入中南大学公共卫生学院攻读公共管理博士学位，师从肖水源教授。读博期间，在肖水源教授的指导下，先后申请了湖南省教育厅科学研究基金青年项目"基于 GIS 技术的县域医疗服务的可达性分析及政策模拟"、湖南省自然科学基金面上项目"基于 GIS 技术的公立医院服务的空间可达性分析及财政补偿机制研究"和原卫生部第十三批重点招标课题"政府办公立医院的规模及财政保障机制研究"。其中"政府办公立医院的规模及财政保障机制研究"项目于 2013 年 11 月结项。课题结项经匿名评审，获得专家一致好评，并被卫计委评为部级科研课题研究成果一等奖。本书就是该项目的最终成果。

本书之所以能在较短的时间内完成并得以出版，离不开一直关心、支持本人研究的各级领导、专家学者、朋友和家人，因此，借本书出版之机会，首先要感谢我的导师肖水源教授。感谢读博期间对我在科学研究上的悉心指导、生活上的热情关怀和人生航向上的耐心指引。然后要感谢中南大学公共卫生学院的全体教师和长沙学院法学与公共管理系全体师生在我完成本书过程中的大力支持与帮助；感谢中南大学湘雅医院的孙虹院长，湖南省卫生经济与信息学会的向克用会长和张卉萍会计师，湖南省卫生厅的王湘生处长、李兴彪处长、童立星会计师，株洲市卫生局的有关领导和员工，感谢他们在我完成本书研究过程中收集相关文献和进行实地调研所提供的各种帮助；感谢文中引用和未引用文献的所有作者，是你们诸多有价值的思想给了我很多的启迪，为完成本书提供了大量的写作素材，个别极有价值的观点被吸收和消化，构成了本书很重要的一部分，尽管和你们素昧平生，但本人在此仍郑重地向你们道一声谢谢；感谢我的家人对我完成本书的倾力支持；感谢中央编译出版社对本书出版给予的大力支持，同时，还要对为本书出版付出艰辛劳动的责任编辑和其他工作人员，致以诚挚谢意！

刘飞跃

2014 年 3 月 18 日